Dieudonné Dieunedort Tintcheu

Maladie des siècles présentation et traitement

Dieudonné Dieunedort Tintcheu

Maladie des siècles présentation et traitement

Éditions Croix du Salut

Imprint
Any brand names and product names mentioned in this book are subject to trademark, brand or patent protection and are trademarks or registered trademarks of their respective holders. The use of brand names, product names, common names, trade names, product descriptions etc. even without a particular marking in this work is in no way to be construed to mean that such names may be regarded as unrestricted in respect of trademark and brand protection legislation and could thus be used by anyone.

Cover image: www.ingimage.com

Publisher:
Éditions Croix du Salut
is a trademark of
Dodo Books Indian Ocean Ltd., member of the OmniScriptum S.R.L Publishing group
str. A.Russo 15, of. 61, Chisinau-2068, Republic of Moldova Europe
Printed at: see last page
ISBN: 978-620-3-84157-2

MALADIE DES SIECLES PRESENTATION ET TRAITEMENT

Introduction :

Le bien aimé frère Dieudonné Dieunedort Tintcheu serviteur de Jésus-Christ, à ceux qui sont étrangers et dispersés dans l'Afrique, l'Amérique, l'Europe, l'Asie et l'Océanie et qui sont bien-aimés du Dieu sauveur, qui veut que tous les hommes soient sauvés, et parviennent à la guérison véritable. Que la grâce et la paix vous soient multipliées! De la part de Dieu le Père et de notre Seigneur Jésus-Christ.

A la question: pourquoi mange-t-il et boit-il avec les publicains et les gens de mauvaise vie? La réponse de Jésus fut : Ce ne sont pas ceux qui se portent bien qui ont besoin de médecin, mais les malades. Je ne suis pas venu appeler des justes, mais des pécheurs (Marc2 verset16 à 17). Cette mauvaise vie n'est autre chose que la vie de péché que nous avons baptisée « la maladie des siècles ». Le Médecin des médecins Jésus-Christ homme, par sa bonne vie innocente, sainte et juste ; a fait voir à l'humanité la solution contre cette terrible maladie. Dans les lignes qui suivent, nous essayerons premièrement de présenter « la maladie des siècles », puis son traitement et enfin les disciples à qui cela est destiné.

I-PRESENTATION DE LA « MALADIE DES SIECLES »

Nom et origine

Baptisée «maladie des siècles » parce qu'elle a sévi dans tous les siècles depuis la création jusqu'à présent. Son origine est céleste et commence avec la rébellion du chérubin protecteur, de l'astre brillant, « Lucifer », le serpent ancien appelé diable et Satan. Cette redoutable maladie a sévi dans le ciel et atteint le tiers des anges. Ce chérubin rebelle incarné dans le serpent, a contaminé le premier couple humain qui, par hérédité, a infecté toute la race humaine.

Définition et germe

La médecine définie la maladie comme un état physiologique ou psychologique dans lequel la santé et le bon fonctionnement de l'organisme sont affectés. Or on ne peut parler de bon ou mauvais état et fonctionnement que par rapport à une norme bien définie et établie préalablement. Quel est donc ce modèle et par qui doit-elle être définie et établie ? Généralement c'est le concepteur, le créateur d'une chose qui en définit le standard. Ainsi ce n'est pas l'homme, qui n'est qu'une créature, qui doit définir et établir sa propre norme mais plutôt son créateur qui est Dieu. Quel est donc ce modèle divin ? Pour répondre à cette question revenons à la genèse, lorsque que Dieu conçu sa pensée de l'homme il l'exprima par ces paroles: « Puis Dieu dit: Faisons l'homme à notre image, selon notre ressemblance, ... Dieu créa l'homme à son image, il le créa à l'image de Dieu, ...» (Genèse1 verset 26 à 27) Ainsi l'homme normal est l'image de Dieu et l'homme qui fonctionne normalement ressemble à Dieu. Un diagnostic fait sur l'humanité depuis le premier homme après sa chute jusqu'à l'homme d'aujourd'hui, montre que son état physique et mental est un état dans lequel sa santé et le bon fonctionnement de son organisme sont touchés; pour preuve loin d'être saint pur et immortel comme Dieu, il est souillé et infecté par des virus, de bactéries des levures, des champignons qui compromettent sa santé le destinant à la mort, au pourrissement et son fonctionnement au lieu de reproduire l'image et la ressemblance de Dieu selon le standard divin, reproduit plutôt l'image et l'identité du serpent ancien appelé diable et Satan, le prince de ce monde. La conclusion de ce diagnostic établit clairement que l'humanité tout entière est malade selon la définition même de la médecine. Cette maladie ainsi définie dont est atteinte l'humanité entière, est celle que nous avons baptisé la « Maladie des siècles ». Elle se caractérise aussi par une mauvaise vie, une vie de péché, qui s'oppose à la pensée et la volonté du Dieu Créateur. Son germe est le péché, qui à l'origine est la transgression de l'ordre du Dieu Créateur. Cette maladies est la mère de toutes les autres, elle est de loin la plus dangereuse, meurtrière et la seul capable de tuer doublement: physiquement, puis éternellement dans l'étang de feu.

Symptômes de la maladie des siècles

Ils sont multiples et se manifestent dans l'être entier. Dans l'esprit elle s'exprime par des pensées, idées et imagination mauvaises. La pratique de la magie, de l'enchantement, du spiritisme, du vampirisme et de la sorcellerie, l'adhésion à des loges mystiques et l'invocation des esprits. Par l'esprit de dispute, le défaut d'intelligence. Par une sagesse terrestre, charnelle et diabolique, la folie, dans l'âme elle se révèle par des désirs, des décisions, et des sentiments mauvais. Par les convoitises de la chair, des yeux et l'orgueil de la vie. Par des passions infâmes, un manque d'affection naturelle, de miséricorde… . Dans le corps elle se manifeste par l'impudicité, l'impureté, la dissolution. L'impiété, l'incrédulité, l'idolâtrie. L'inimitié, les querelles, les outrages, les insultes, la jalousie, l'animosité, les disputes, la violence, le meurtre. Les divisions, sectes, envies, ivrognerie, excès de table, adultère, infamie. Vol, cupidité, malice, ravissement. Médisance, calomnie, orgueil. Troubles, paroles déshonnêtes, propos insensés, plaisanteries, vains discours, désordre. Hypocrisie, colère, mensonge, méchanceté, braquage, persécution, égarement, volupté, haine. Usage des balances, poids et mesures faux, ruse, malignité. Débauche, fornication, pornographie, lesbianisme, homosexualité, pédophilie, zoophilie, sodomie, masturbation, prostitution. Arrogance, fanfaronnade, rébellion, déloyauté, lâcheté, abomination, amour de l'argent et du monde… (Romains 1 verset 21 à 32 ; Tite 3 verset 3 ; 2Timothée 3 verset 2 ; Galates 5verset19 à 21; Romains 13verset13 à 14 ; Colossiens 3verset 5 à 9 ; 1Pierre 4verset1 à 4 ; 1Jn 2verset15 à 16).

Conséquences de la maladie des siècles

Elle a été la cause de la destruction par le déluge de l'ancien monde, et par le feu de Sodome et Gomorrhe. Elle est l'origine primaire de toutes les autres maladies (paludisme, SIDA, diabète, tension, cancers…). Le comportement et la conduite déréglés qui en résultent a pour conséquences la pollution et la destruction de la nature (terre, air, mer, flore, faune, couche d'ozone …) et le réchauffement de la planète terre.

-Sur le plan économique : malversation financière, détournement des fonds publics, blanchiment d'argent sale, marchés fictifs, entreprises et sociétés fictives, incivisme fiscal, pauvreté et endettement, sous-développement, crises économiques nationales et mondiales…

-Sur le plan politique : démagogie, fraudes électorales, coups d'Etat, assassinats, crises politiques diverses et conflits et guerres nationales et les deux guerres mondiales …Sur le plan social : renversement des valeurs sociales, destruction de la cellule familiale, mariage homosexuel, usage contre nature de la femme, dépravation des meurs, perversité sexuelle, délinquance juvénile, grossesses précoces, avortements, crises sociales diverses…

-Sur le plan humain : souffrances, douleurs, misères, mort physique, mort spirituelle, mort éternelle… la liste est bien longue.

Recherche du remède contre la maladie des siècles

Maladie ignorée des chercheurs et des politiques. La preuve en est qu'elle ne figure pas dans la liste du répertoire mondial des maladies, bien qu'étant à l'origine de toutes les autres. Etant ainsi inconnue, trouver son remède n'a jamais été leur préoccupation; bien qu'elle cause d'énormes ravages dans le monde.

Les religieux ont bien commencé avec le Maitre mais ont dévié en proposant au monde diverses religions et une multiplicité infinie de congrégations, chacune offrant à ses membres divers remèdes. Eu égard aux résultats, peut-on affirmer que ces divers traitements ont pu venir à bout de cette maladie ? Un rapide coup d'œil dans ces assemblées et dans le monde permet de se rendre vite compte que les symptômes de cette maladie restent encore bien visibles et même criardes, rendant très difficile un distinguo entre le monde et l'ordre religieux (prêtres, pasteurs pédés, homosexuels, pédophiles, sectaires, escrocs ...). Pire, loin de guérir, ces faux médicaments ont plutôt rendu le mal inguérissable. Jadis regardées comme des centres de santé et de salut des âmes, ces associations religieuses ont montré leurs limites; les résultats atteints, loin d'éclairer les Nations les ont plutôt découragées, plongées dans d'épaisses ténèbres et exposées plus que jamais à la colère divine.

Le monde a connu de grands maîtres qui ont marqué l'histoire de l'humanité, mais aucun n'a pu venir à bout, ni trouver un remède efficace contre cette maladie. Cela n'a même pas été leur préoccupation. Cependant, à la fin des temps, a paru un maître, qui s'est avéré être le Maître des maîtres, qui, lui, a réussi là où tous ont échoué : Jésus-Christ de Nazareth.

Doctrines et antidote de la « Maladie des siecles »

Au commencement était la Parole, et la Parole était avec Dieu, et la Parole était Dieu. Elle a créé toute chose et en elle était la vie, la vie qui était la lumière qui devait éclairer toute chose (Jean1 verset 1à4). Mais hélas le chérubin protecteur se rebella dans le ciel contre la Parole Dieu et conçut sa doctrine et ses propres paroles qui s'opposent à celle de Dieu. Puis, chassé du ciel il s'incarna dans le serpent, séduisit et entraina l'homme à sa suite. L'homme, recevant la parole du serpent conçut lui aussi sa doctrine et ses propres paroles que Satan exploita pour l'entrainer lui aussi à se rebeller contre la Parole Dieu. Ainsi, au lieu de la Parole Dieu, seule souveraine, il apparait trois paroles correspondant à trois doctrines (doctrine divine, doctrine satanique ou de démon et doctrine humaine) que l'on peut, selon leurs fruits, regrouper en deux : la Parole Dieu semence de la vie éternelle et les paroles du serpent et de l'homme, étrangères à la création, semence de la vie malsaine et de la mort éternelle. Tout comme ces doctrines peuvent aussi être regroupées en deux : doctrine de Dieu et doctrines diverses et étrangères.

Caïn, premier fils d'Adam, rejeta la doctrine de Dieu et conçut et réalisa sa propre pensée et volonté ; quel fruit a-t-il produit ? Irritation, abattement et meurtre qui sont les symptômes de la « maladie des siècles ». Abel, son cadet reçut d'Adam la doctrine de Dieu sur le sacrifice. Il y crut et reproduisit dans le monde visible l'image de la Parole Dieu invisible. Dieu l'approuva et lui accorda sa faveur tandis qu'il rejeta et maudit Caïn qui était l'image de Satan, reproduite dans le monde visible (Genèse4 verset 1 à 8). Ainsi la maladie des siècles se contracte en rejetant la doctrine, la parole et la vie divine comme Adam et Caïn. Elle se soigne en épousant la doctrine de Dieu pour reproduire dans le visible, la vie de la Parole du Dieu invisible comme Abel.

Malheureusement, la seule représentation de la vie divine sur la terre fut supprimée lorsque Caïn tua son frère Abel. Le serpent, incarnation du chérubin déchu, Adam, Eve et leur fils Caïn tous, images du serpent ancien appelé diable et Satan, devinrent seul maitre de la terre. Ils se multiplièrent et répandirent dans le monde la mauvaise vie, la vie de péché qui est la maladie des siècles, car siècle après siècle cette maladie va sévir et atteindre son premier point culminant au temps de Noé. L'Eternel finit par regretter d'avoir créé l'homme et résolut de détruire ce monde par les eaux du déluge à cause des conséquences terribles de cette maladie. Seul Noé et sa famille (huit personnes) échappèrent au jugement de Dieu. En effet, Noé était un homme juste et intègre dans son temps; Noé marchait avec Dieu. Il reçut et épousa la doctrine du Créateur et reproduisit dans le visible la pensée et la Parole de salut du Dieu restée invisible depuis Hénoch qui marcha avec Dieu; puis ne fut plus, parce que Dieu le prit (Genèse5 verset 24 ; 6 verset 8 à 22).

L'Eternel appela Abraham homme de foi, qui par sa foi obéissante fut un instrument par lequel Dieu ébaucha son plan de guérison et de salut véritable, qu'il devait pleinement réaliser plus tard en sa postérité. Stérile et d'âge très avancé, il le multiplia et lui donna Isaac, qui lui engendra Esaü et Jacob qui devint la Nation d'Israël.
La destruction de l'ancien monde par les eaux du déluge n'a malheureusement pas stoppé cette pandémie. Le nouveau monde s'ouvre avec la confusion des langues à la tour de Babel conséquence de cette même maladie (Genèse11 verset 1 à 9). Les habitants de Sodome et Gomorrhe atteints de cette maladie à un degré critique et irréversible, reçurent la visite des anges qui firent pleuvoir sur eux une pluie de feu qui les consumèrent tous (Genèse19 verset 1 à 26). Presque toute la génération des fils d'Israël sortie d'Egypte périt dans le désert à cause de cette maladie, excepté Josué et Caleb, qui, par leur foi en la Parole de Dieu, furent épargnés (Deutérenome 1 verset 35 à 39).
La loi donnée au mont Sinaï, loin de guérir cette maladie, l'a plutôt accentué en multipliant les péchés et les transgressions, germes terribles de la « maladie des siècles » (Ro3:20 ; Romains4 verset 15 ; 5 verset 20). Causant chez le peuple d'Israël souffrance, douleur, guerre et dispersion parmi les Nations.
Après avoir autrefois, à plusieurs reprises et de plusieurs manières, parlé et averti nos pères par les prophètes, Dieu, dans ces derniers temps, nous a parlé par le Fils, qui est le reflet de sa gloire, l'empreinte de sa personne. Avant la venue du Christ postérité promise à Abraham, les hommes ont lu et interprète à leur gré les écritures et ont érigé des doctrines diverses (doctrine des scribes et des pharisiens, doctrine des sadducéens, doctrine de Balaam, doctrine des Nicolaïtes, doctrines de démons, doctrines des hommes...) qui, au lieu de guérir et d'unir ont plutôt divisé et entrainé la formation des partis (parti des pharisiens, des sadducéens...) au sein du peuple de Dieu.
Pour remédier à ces divisions, la Parole qui était Dieu au commencement, au temps marqué, il y'a de cela plus de deux mille ans, s'est incarné dans le fils, et est venu dans le monde pour faire aux hommes. Sa propre lecture des écritures, son interprétation et sa propre doctrine, en donnant aux hommes, non seulement une explication verbale, comme l'ont fait les autres interprètes, mais en plus, le modèle d'application et de réalisation de sa pensée et de sa volonté dans l'homme, par son fils Jésus-Christ homme. Mais hélas, au lieu de recevoir avec humilité cette divine doctrine et de croire au divin modèle afin de guérir, ces interprètes du

temps de Jésus (scribes, pharisiens, sadducéens, sacrificateurs, docteurs de la loi...) ont plutôt préféré demeurer dans leurs propres doctrines, qui, finalement, les ont amenés par jalousie, à crucifier le divin modèle, en livrant Jésus-Christ pour être cloué à la croix, comme Caïn qui, par jalousie tua son frère Abel.
Aujourd'hui encore, plus de deux mille ans plus tard, nous assistons au même scénario. La divine et saine doctrine et le divin modèle, ayant été par la préscience du Père, soigneusement conservés dans l'Évangile qui nous est parvenu aujourd'hui ; les « serviteurs de Dieu » de ces derniers temps, au lieu de recevoir de Jésus-Christ la divine doctrine et copier le divin modèle et guérir de la « maladie des siècles », ont plutôt défié Dieu. En s'asseyant après lui, pour lire, interpréter à nouveau les écritures et établir leurs propres doctrines et principes fondamentaux. Doctrines diverses et étrangères, qui ont donné naissance à la multitude de dénominations que nous voyons ici dehors. Au lieu d'un corps, bien coordonné et formant un solide assemblage, grâce à tous les liens de l'assistance, de son chef Christ la tête, d'un corps uni et parfaitement un, selon la volonté du Maître, comme le fut l'Église primitive, que voyons-nous aujourd'hui ? Un corps déchiré, déchiqueté, divisé et se divisant sans fin qu'on appelle : dénominations. Dénominations, qui en substituant ses propres doctrines à celle du Christ, ont fini par crucifier à nouveau Jésus-Christ. Cette fois ci pas physiquement, mais spirituellement, dans sa pensée et dans sa volonté qu'ils ont remplacé par les leurs, tout en laissant croire que c'est celle du Maître. La situation est grave et l'est encore davantage lorsqu'on considère l'avertissement du bien-aimé apôtre Jean : « Quiconque va plus loin et ne demeure pas dans la doctrine de Christ n'a point Dieu; ... » (2Jean1 verset 9). Oui, bien-aimés, en s'écartant ainsi de la doctrine de Christ, ils ont, sans le savoir, abandonné Dieu et son remède. Pour servir le diable et ses démons. Mais grâces soient rendues à Dieu, par Jésus-Christ notre sauveur, de ce que dans ces derniers temps, il a envoyé ses serviteurs pour éclairer ses enfants sur la vraie, la saine doctrine qui est celle de Jésus-Christ, et qui seule contient le traitement efficace contre cette pandémie.

II-Traitement de la « Maladie des siecles »

Le traitement complet de la « maladie des siècles » s'effectue en deux étapes : la première consiste à guérir tous les symptômes et les conséquences de cette vie de péché depuis notre conception jusqu'à présent et la deuxième étape est de prendre l'antidote de cette maladie.

Première étape

Le germe de cette maladie (le péché) se manifeste dès la conception comme David nous le dit : « Voici, je suis né dans l'iniquité, Et ma mère m'a conçu dans le péché (Psaume51 verset 7). » et son salaire, celui de ses symptômes et de ses conséquences (les péchés), c'est la mort « Car le salaire du péché, c'est la mort;... (Romains6 verset 23) ». Comme nous le voyons, le seul remède que Dieu propose ici c'est la mort. Puisque tous les hommes ont manifesté ces symptômes (Romains3 verset 23) ils doivent donc, pour guérir, tous mourir. Mais grâces soient rendues à Dieu qui, dans son amour et sa grande miséricorde, a pourvu pour l'humanité une victime expiatoire et propitiatoire, l'agneau de Dieu qui ôte les péchés du monde (Jean1 verset 29 ; Romains3 verset 24 à 25). « Celui qui n'a point connu le péché, il l'a fait devenir péché pour nous, afin que nous devenions en lui justice de Dieu (2Corinthiens5 verset 21)». Jésus-Christ de Nazareth, issu de la semence du Très-Haut par la vertu du Saint-Esprit, est né innocent et n'a pas péché donc ne devait pas mourir. En acceptant porter nos péchés pour mourir à notre place sur la croix, il a satisfait la justice de Dieu et fourni le remède qu'il nous fallait : la mort qu'il ne méritait pas, qui est notre mort, et la vie que nous ne méritions pas qui est sa vie. Ainsi par cette substitution, Dieu, tout en restant juste, exerce sa miséricorde et pardonne à cause de l'œuvre de Christ à la croix, tous les péchés de tous ceux qui s'approchent de lui par Jésus-Christ. Donc par la mort de Christ qui devient notre mort nous sommes guéris de tous les symptômes et conséquences de la vie de péché depuis notre conception jusqu'à présent en croyant simplement en Dieu par Jésus-Christ.

Deuxième étape

La maladie des siècles est la vie de péché, la mauvaise vie du monde, cette vaine manière de vivre que nous avons hérité de nos pères et dont Dieu nous a racheté non avec des choses périssables, comme de l'argent ou de l'or, mais par le sang précieux de Christ (1Pirre1 verset 18 à 21). Or, cette mauvaise vie étant la seule que nous avons apprise, connue et vécue jusqu'à présent, si Dieu a payé un si grand prix pour nous racheter de celle-ci devons-nous encore continuer à la vivre ? Loin de là ! En abandonnant donc cette vaine manière de vivre que nous maîtrisons, c'est pour vivre quelle vie puisque c'est la seule que nous connaissons et malheureusement qui nous destine à la mort ? Malheureux que nous sommes, où trouver le principe et le modèle de cette vie nouvelle ? Est-ce chez nos parents ou dans le monde ? Loin de là ! Car le monde entier, y compris nos parents, sont sous l'emprise du malin (1Jean5 verset 19) et la vie qu'il peut nous donner n'est que celle de son prince à savoir la vie satanique et diabolique. D'où nous viendra donc cette vie véritable ? Grâces soient rendues à Dieu qui, par son Fils Jésus-Christ, nous a donné ce principe et modèle de vie nouvelle, véritable, éternelle et antidote de l'ancienne vie, vie de péché et de mort qui est la « maladie des siècles ». Ainsi donc, neutraliser l'ancienne vie par une foi obéissante au principe et au modèle de la vie nouvelle en Christ est le remède que Dieu a prescrit et qui guérit la « maladie des siècles ».

Jésus-Christ seul vainqueur et remède efficace

Né d'une femme, et ayant paru comme un simple homme, il s'est humilié lui-même, a renoncé à lui-même (ses propres paroles, volontés et œuvres), se rendant obéissant aux prescriptions de son Père jusqu'à la mort, même jusqu'à la mort de la croix. Il a été tenté comme nous en toutes choses sans faillir en rien. Il a triomphé de cette maladie en ne manifestant aucun de ses symptômes. Son modèle est l'unique échantillon de vie humaine, qui a pu neutraliser le germe et guérir la maladie des siècles. Il est donc, de ce fait, l'unique remède infaillible et le seul Maitre détenant les prescriptions sûres pouvant guérir cette pandémie.

Echantillon de traitement de la maladie des siècles.

Le diagnostic divin établit que tous ont péché et sont atteints de cette maladie. Néanmoins à chacun de faire franchement son propre diagnostic, car jouer avec cette maladie, c'est s'exposer à la mort, l'étang de feu et le tourment éternel.
Les prescriptions contre le germe de cette maladie ont été données à Jésus homme, par le Dieu créateur et Jésus-Christ le confirme lorsqu'il dit : "Car je n'ai point parlé de moi-même; mais le Père, qui m'a envoyé, m'a prescrit lui-même ce que je dois dire et annoncer. Car je suis descendu du ciel pour faire, non ma volonté, mais la volonté de celui qui m'a envoyé." (Jean 12 verset 47 ; 6 verset 38)
Application: Jésus-Christ (homme) a respecté et suivi parfaitement l'ordonnance prescrite par Dieu.
Analyses : Le sang (vie) de Jésus a été analysé aux laboratoires terrestres et célestes. Résultats: Les résultats des recherches du germe de la « maladie des siècles » ont été tous négatifs.
Jésus-Christ victorieux de cette maladie a transmis le remède à ses apôtres, ils l'ont reçu et ont été purifiés comme il le dit : "je vous ai appelés amis, parce que je vous ai fait connaître tout ce que j'ai appris de mon Père. Déjà vous êtes purs, à cause de la parole que je vous ai annoncée" (Jean 17 verset 8 ; 15 verset 3)
Les apôtres purifiés ont conservé l'antidote de cette pandémie dans la pharmacie divine, la saine doctrine de Christ reçue de Dieu. Règle doctrinale dont parle l'apôtre Paul « Mais grâces soient rendues à Dieu de ce que, après avoir été esclaves du péché, vous avez obéi de cœur à la règle de doctrine dans laquelle vous avez été instruits. Ayant été affranchis du péché, vous êtes devenus esclaves de la justice. » (Romains 6 verset 17 à 18). L'apôtre Jean donne à son sujet cette mise en garde : « Quiconque va plus loin et ne demeure pas dans la doctrine de Christ n'a point Dieu;» (2Jean1 verset 9).
Jésus-Christ, Médecin des médecins, après avoir reçu, expérimenté et transmis fidèlement le traitement à ses disciples, a résolu d'ôter son germe de l'humanité et de mettre fin à cette horrible maladie. Pour cela il a confié à ses disciples une mission cruciale : « Allez, faites de toutes les nations des disciples, les baptisant au nom du Père, du Fils et du Saint-Esprit, et enseignez-leur à observer tout ce que je vous ai prescrit. » (Matthieu28 verset 19 à 20).
Dans cette mission Jésus exprime son désir de voir tous les hommes du monde entier devenir ses disciples (des disciples accomplis Luc6 verset 40) ; pour cela il donne à la fin une recommandation très importante à ses envoyés : après avoir témoigné, prêché, fait ses disciples et baptisé, il est question après, non de s'asseoir pour prescrire à nouveau (ce que l'on veut ou qui nous plait Hébreux13 verset 9 ;Colossiens 2 verset 22 ; 1Tite 1 verset 3 ; 1Ti te4 verset 1), mais plutôt *d'assoir ses disciples, pour leurs enseigner à observer tout ce que lui le Maitre Jésus-Christ a prescrit, c'est-à-dire leur apprendre à suivre le traitement qu'il a recommandé dans sa propre doctrine* (Jean7 verset 16 à 17 ; Marc 1 verset 22). Cette recommandation si capitale pour la guérison et le salut véritable (2 Jean1 verset 8 à 11), et qui

aurait assuré l'unité de l'Église si chère au Maitre (Jean17 verset 20 à 23) a été foulée aux pieds après les apôtres et l'Église primitive.
Des maîtres se sont élevés pour défier le véritable Maitre, Jésus-Christ, faisant fi de cette recommandation, ils se sont assis et ont interprété à nouveau, à leur gré, les écritures pour en tirer leurs propres prescriptions, leurs doctrines et croyances fondamentales (2Tite4 verset 3 à 4). Le résultat est ce que nous voyons aujourd'hui, le corps uni, bien coordonné et formant un solide assemblage, par tous les liens de l'assistance de son chef (la tête) Jésus-Christ (Ephésiens4 verset 15 à 16), que formait l'Église primitive, a été renversé par ce monstre à têtes multiples (divisé et se divisant chaque jour) qui se dresse aujourd'hui, qu'on appelle dénominations.
Ces maîtres, au lieu de faire des disciples de Christ, ont plutôt, par leurs prescriptions, leurs croyances fondamentales et leurs doctrines étrangères, fait leurs propres disciples. Ainsi au lieu de chrétiens comme ont été appelés pour la première fois les disciples de Christ à Antioche (Actes11 verset 26), ils ont ajouté à ce beau nom (Jacques2 verset 7) celui de leurs congrégations, ce qui a donné ce qu'on entend aujourd'hui : chrétien ceci, chrétien cela, ... qu'on ne retrouve nulle part dans la Bible.
Tandis que Jésus-Christ, Emmanuel, Dieu avec nous, prône l'unité de son corps, ils ont multiplié ainsi les facteurs de division. Grâces soient rendues à notre maître et seigneur Jésus-Christ pour moi qui, après avoir été pendant dix-sept ans partisan et défenseur farouche de la dénomination, m'a fait expérimenter et découvrir la différence entre l'Église, qui est son corps, et la dénomination, par cette question qui me fut posée à deux reprises par le pasteur (qui remarquant le changement de vie résultant de l'application des prescriptions de Jésus-Christ) d'abord dans un conseil d'anciens, puis dans un comité d'église, m'a posé la question : « es-tu encore de notre dénomination ou pas ? Ma réponse fut : « je suis chrétien, disciple de Jésus-Christ » et celui-ci renchérit : « vous avez entendu, nous ne sommes plus ensemble » et il me fit sortir du comité ce jour, me disant ''ici c'est le camp de notre dénomination''. Dépassé par ce qui m'arrivait, je suis parti en me demandant : ''s'ils ne sont pas disciples de Jésus-Christ, de qui sont-ils donc disciples ?''
C'est pendant que je méditais sur cette question que le Maître Jésus-Christ m'ouvrit l'intelligence pour comprendre que son Église, telle que décrit dans sa parole, est différente des associations religieuses qui ne figurent nulle part dans sa parole et que chrétien tel que défini dans la bible, est différent de « chrétien ceci ou cela ... » que l'on ne retrouve nulle part dans la bible. Différence qui résulte de la substitution de la doctrine du Maitre des maîtres Jésus-Christ, par les doctrines, les principes fondamentaux des dénominations ; ceci malgré la précision que l'apôtre Paul donne à ce sujet, à savoir: « Car personne ne peut poser un autre fondement que celui qui a été posé, savoir Jésus-Christ. » (1Corinthiens3 verset 11).
Grâces soient rendues à Dieu par notre Seigneur Jésus, qui dans ce désordre, a fait jaillir en nous sa lumière pour nous révéler dans sa doctrine l'antidote de la « maladie des siècles » que nous avons expérimenté avec succès et que nous allons vous exposer.

Antidote dans les prescriptions de la doctrine de Jésus-Christ

L'idéologie de Jésus-Christ et tout ce qu'il a prescrit à ses disciples sont ceux qu'il a reçus de son Père (Jean12 verset 48 à 50). Il a épousé la doctrine de son Père, suivi scrupuleusement ses ordonnances, accompli toute sa volonté et réalisé toute son œuvre de guérison et de salut véritable. Par son humilité et sa foi obéissante à la Parole Dieu qui créa toute chose à la genèse, il a exprimé et fait voir dans le monde visible la pensée de la vie de l'homme selon Dieu, la vie divine, bonne, saine et exempte du germe de la « maladie des siècles ». Il a fait revivre l'homme, image de Dieu, que le serpent ancien avait tué au jardin d'Eden par le germe redoutable de la « maladie du siècle ». Jésus, par sa vie saine et pure, a apporté sur la terre les prescriptions et le modèle de la vie véritable qui doit remplacer la vie humaine (vie de l'homme inspirée par la pensée de l'homme) et du serpent (la vie de l'homme inspirée par Satan le diable) qui est justement cette mauvaise vie, vie de péché et « maladie des siècles » que Dieu veut éradiquer. Ainsi donc guérir la maladie des siècles, c'est détruire l'image du diable en reproduisant l'image de Dieu révélée en Jésus-Christ homme et consistant à remplacer la vie humaine et satanique (mauvaise vie, vie de péché) par la vie divine (bonne vie, saine, pure et juste) exprimée dans les paroles que Jésus-Christ a prescrite manifestées et rendue visible par son propre modèle de vie.
Cette vie antidote étant contenue dans les paroles du Maître des maîtres Jésus-Christ, c'est pourquoi il a ordonné à ses disciples d'apprendre aux néophytes à observer tout ce qu'il a prescrit. Voici donc recensé et exposé tout ce que le Maître a prescrit et que son élève par la foi doit déterminer son âme à épouser, à aimer et son corps à se soumettre et à obéir afin de guérir.

Les prescriptions du maître

1-La repentance, première prescription du Maître

Définitions :
1- La repentance
Se Repentir c'est regretter ses fautes et s'engager à les abandonner.
C'est une sincère humiliation devant la révélation du péché; un changement d'attitude envers Dieu, nouvelle façon de voir; un changement complet de disposition et de pensée; c'est le jugement que quelqu'un forme sur sa conduite et sur ses sentiments lorsqu'il reçoit le témoignage de Dieu; C'est une œuvre de l'Esprit de Dieu dans l'âme; C'est aussi juger les fruits de la mauvaise nature, porter un jugement complet sur le 'moi' en recevant le témoignage des écritures (Romains 2 verset 4 ; Dictionnaire Biblique)

Voici ce que le Maître désire et attend de son disciple:

-Me repentir et croire à la bonne nouvelle. (Matthieu 4 verset 17 ; Marc 1 verset 15);
-Entendre sa sagesse et me repentir. (Luc 11 verset 29 à 32);
-Me repentir et produire de la joie dans le ciel. (Luc 5 verset 32 et 15 verset 10) ;
-Me repentir ou ne pas le faire et périr. (Luc 13 verset 1 à 9).

Le maître vers la fin de son ministère terrestre a dit : « J'ai encore beaucoup de choses à vous dire, mais vous ne pouvez pas les porter maintenant. Quand le consolateur sera venu,

l'Esprit de vérité, il vous conduira dans toute la vérité; car il ne parlera pas de lui-même, mais il dira tout ce qu'il aura entendu, et il vous annoncera les choses à venir. Il me glorifiera, parce qu'il prendra de ce qui est à moi, et vous l'annoncera. » (Jean16 verset 12 à 14).
Ainsi ce que Jésus-Christ n'a pas dit de vive voix, il l'a dit par le Saint-Esprit à travers les Apôtres et les prophètes.
De ce fait par le Saint-Esprit à travers les Apôtre il me dit de :
-me repentir et être baptisé pour le pardon de mes péchés (Acte 2 verset 38);
-me repentir et me convertir pour effacer mes péchés, (Actes 3 verset 19);
-me repentir pour ne pas être condamné (Actes 17verset 30);
-Me repentir et ne pas résister à la bonté de Dieu (Romains 2 verset 4);
-Être triste selon Dieu, produit une repentance qui sauve. (2Corinthiens 7 verset 10).

2- Les baptêmes et naissances

Baptiser rendu en grec par baptizein signifie immerger, ou plonger dans un Liquide. En Latin baptismus, grec baptisma, hébreu le substantif formé à partir du verbe tabal c'est plonger dans les eaux. C'est aussi le rite par lequel est réalisée l'adhésion au Christ. Il fait entrer le baptisé dans le mystère de Pâques "mort et résurrection de Jésus-Christ". C'est en Lui que tout baptisé dans l'eau et dans l'Esprit est immergé pour renaître à la vie nouvelle. Ce rite fait entrer le nouveau baptisé dans la communauté de l'Église. (Dictionnaire Biblique; Glossaire Catholique)

Ce que le Maitre attend de son élève :
-Croire et être baptisé pour être sauvé (Marc 16 verset 16) ;
-Devenir son disciple et être baptisé (Matthieu 28 verset 19) ;
-être baptisé au nom de Jésus (Actes 2 versets 37 à 38).

Baptême et naissance d'eau

Baptême de mon corps dans l'eau

Mon corps est poussière, de la terre qui a été tirée de l'eau, et formée au moyen de l'eau (Genèse1 verset 9 à 10, 2Pierre3 verset 5 à 6). Baptiser (plonger ou ensevelir) mon corps dans l'eau, c'est le faire retourner à son origine, en vue d'une nouvelle création (Ephésiens2 verset 10, 2Corinthiens 5 verset 17). Et non son retour dans le sein maternel en vue d'une nouvelle naissance, comme l'a compris Nicodème (Jean3 verset 4)

Ce que le maître veut qu'il soit fait :

-être baptisé d'eau comme le maître (Matthieu 3 verset 16 ; Luc 3 verset 21 ; Marc 1 verset 9) ;
-mourir au péché et être baptisé en la mort de Jésus-Christ, (Romains 6 verset 1 à 3) ;
-crucifier notre vieil homme et détruire le corps du péché (Romains 6 verset 6) ;
-être enseveli avec lui, par le baptême en sa mort (Romains 6 verset 4) ;
-Être baptisé et me sauver de cette génération perverse (Actes 2 verset 40 à 41) ;

-par le baptême engager ma conscience devant Dieu (1Pierre 3 verset 21) ;
-Croire de tout mon cœur pour être baptisé (Actes 8 verset 36 à 39) ;
-se baptisé d'eau même si j'ai déjà reçu le Saint-Esprit (Actes10 verset 47 à 48) ;
-Me lever vite et être baptisé pour laver mes péchés (Actes 22 verset 16).

Naissance du corps de l'eau

-Naître de nouveau d'eau. (Jean3 verset 3 à 5)
Naître de nouveau d'eau, suppose que je sois d'abord né d'eau une première fois. Quand suis-je donc né d'eau pour la première fois ? Bien évidemment à la création. Mon corps étant poussière de la terre, je fus né d'eau ou alors tiré de l'eau et formé au moyen de l'eau (2Pierre3 verset 5) lorsqu'à la genèse Dieu dit: « Que les eaux qui sont au-dessous du ciel se rassemblent en un seul lieu, et que le sec paraisse ». Et cela fut ainsi (Genèse 1 verset 9). Ce sec qui est né d'eau, Dieu l'a appelé terre (Genèse 1 verset 10). Ainsi donc, par le baptême, en ensevelissant mon corps (vieil homme) dans l'eau, on le fait retourner à son origine. Par la puissance de la résurrection, en tirant pour faire sortir à nouveau mon corps (homme nouveau) de l'eau, Dieu le fait renaître pour une nouveauté de vie.
Naître d'eau: sortir de l'eau- tirée son origine de l'eau.

Ce que Jésus attend de son disciple.

-Sortir de l'eau comme le maître (Matthieu3 verset 16 ; Marc 1 verset 10) ;
-L'imiter comme les premier disciples (Actes8 verset 36 à 39) ;
-Sortir de la mort spirituelle par la gloire du Père, pour marcher en nouveauté de vie (Romain6 verset 4) ;
-Être ressuscité en lui et avec lui par la foi en la puissance de Dieu (Colossiens2 verset 12).

Baptême d'Esprit, nouvelle naissance d'Esprit et baptême de feu.

Baptême dans l'Esprit et du Saint-Esprit

Baptême dans l'Esprit

Ce que le Maître désire :
- Prendre conscience d'avoir reçu l'esprit du monde et d'être du monde (1Corinthiens 2 verset 12 ; Jean 8 verset 44 ; première épître Jean 3 verset 8 ; Colossiens 1 verset 21) ;
- Regretter d'avoir vécu selon l'esprit du monde (1Pierre 4 verset 3 ; Ephésiens 2 verset 1 à 3; première épître Jean 4 verset 5 ; Actes 2 verset 38) ;
- Être crucifié pour l'esprit du monde (Galates 6 verset 14 et 2 verset 20 ; Ephésiens 4 verset 17) ;
- M'engager à avoir une bonne conscience devant Dieu (1Pierre 3 verset 21) ;
- Être baptisé dans l'Esprit (1Corinthiens 12 verset 13 ; Colossiens 2 verset 12).

Baptiser dans l'Esprit: c'est plonger (mon esprit) dans l'Esprit de Dieu.

Comment ?
Ensevelir ma pensée dans celle de Dieu, en recevant la parole de Jésus (qui est esprit et vie Jean6 verset 63) pour épouser la pensée de Dieu qui y est révélée.

Baptême du Saint-Esprit

Désir du maitre :

- Demander le Saint-Esprit (Luc 11 verset 13) ;

-Prier le Père et lui rappeler sa promesse (Jean 7 verset 38 à 39 ; Actes 2 verset 16 à 18) ;
-Aimer Jésus et garder se commandements (Jean14 verset 15 à 17 et 26) ;
-Écouter et croire à la prédication de la foi (Galates 3 verset 2 et 5 ; Actes 11 verset 12 à 17) ;
-Être en Christ, entendre et croire la parole de vérité (Ephésiens1 verset 13) ;
-Croire en Jésus-Christ et recevoir le Saint-Esprit (Jean 7 verset 38 à 39) ;
-Être rebaptisé du baptême de Jésus (Actes 19 verset 1 à 7) ;
-Être baptisé du Saint-Esprit (Actes 1 verset 5 ; Actes 2 verset 1 à 4 et 33); (Actes 8 verset 14 à 17 et 19 verset 1 à 7) ;
-Recevoir le pardon des péchés et le don du Saint-Esprit (Actes 2 verset 37 à 39) ;
-Être sauvé, par le baptême de régénération et du renouvellement du Saint-Esprit, qui est le rétablissement des qualités morales et le remplacement du vieil homme par l'homme nouveau (Tite 3 verset 5).
Baptiser du Saint-Esprit: c'est immerger quelqu'un, en répandant sur lui le Saint-Esprit.
Immerger: faire pénétrer par l'Esprit.

Nouvelle naissance d'Esprit

Naître de nouveau d'Esprit (Jean3 verset 6à8), suppose que je sois d'abord né d'Esprit une première fois. Quand suis-je donc né d'Esprit pour la première fois ? Bien évidemment à la création (Genèse2 verset 7), lorsque Dieu souffla dans les narines d'Adam (représentant de la race humaine) et fit pénétrer en lui son esprit, esprit que j'ai reçu à la procréation et qui a fait de moi un être (esprit-âme et corps 1Thessaloniciens5 verset 23) vivant.
Naître d'Esprit**:** *recevoir du souffle de Dieu son Esprit, et commencer à vivre par l'Esprit.*
Pourquoi une nouvelle naissance d'Esprit ?
Parce que l'homme, au départ être bidimensionnel (âme et corps) que Dieu a créé, avait besoin pour subsister de se nourrir. Pour cela, l'Éternel lui donna son souffle (Esprit) qui par ses paroles, devait apporter sa volonté et ses sentiments comme nourriture à l'âme, et les fruits du jardin comme nourriture au corps (Genèsse2 verset 16 à17). Ainsi si l'homme avait épousé la pensée de Dieu, et son âme la volonté et le sentiment divins exprimés dans sa parole et avait soumis le corps à l'obéissance pour ne faire que comme l'Éternel avait dit, alors il n'aurait pas connu la mort et serait éternel, à l'image de Dieu. Mais hélas, au lieu de cela, la femme et l'homme ont rejeté la parole de Dieu, de ce fait ont péché et se sont privés de sa gloire (Romains3 verset 23). Le salaire du péché étant la mort (Romains6 verset 23), en désobéissant à la parole de Dieu ils sont effectivement morts, morts à la pensée, à la volonté et à la vie de Dieu c'est-à-dire spirituellement. Adam et Ève en recevant la parole du serpent (Satan), ont épousé sa pensé et sa volonté et sont devenus l'incarnation de Satan. De plus la

parole du serpent en l'homme a engendré l'esprit de l'homme qui s'oppose à Dieu et fait désormais de lui un être tridimensionnel (esprit, âme et corps) au service de Satan (Matthieu16 verset 23). Or Satan a été chassé et n'a plus accès au royaume des cieux (Apocalypse12 verset 7 à 9) ce qui fait que tous ceux qui l'incarnent ne peuvent ni voir ni entrer dans ce royaume. Nous comprenons donc pourquoi Jésus demande de naître de nouveau d'Esprit si nous voulons voir et entrer dans le royaume de Dieu. Nouvelle naissance qui passe par la mort à Satan et au moi c'est-à-dire la mort à sa pensée, sa volonté et sa vie (par la repentance et la conversion par la foi obéissante à la parole, la volonté, le sentiment et la vie de Christ). Puis par l'ensevelissement (par le baptême dans l'Esprit) et enfin par la renaissance à la pensée, à la volonté et à la vie divine (par le baptême et la régénération du Saint-Esprit).

Baptême de feu de mon âme dans le feu de l'épreuve

Baptiser de feu c'est plongé dans le feu de l'épreuve. (Daniel 3 verset 14 à 30).

Les attentes du Maître pour ses disciples :
-Passer par le désert comme le Maître pour que l'âme soit éprouvée et purifiée. (Matthieu 4 verset 1) ;
-Être plongé dans la fournaise (1Pierre 4 verset 12 à 13 ; Esaïe 48 verset 10) ;
-Regarder l'épreuve comme un sujet de joie complète (Jacques 1 verset 2) ;
-Regarder l'épreuve comme une nécessité. (1Pierre 1 verset 3 à 7) ; 1Corinthiens 3 verset 11 à 15 ; Zacharie 13 verset 9 ;
-Ne pas craindre les souffrances qui résultent des épreuves. (Apocalypse 2 verset 10) ;
-Garder la parole de la persévérance en Jésus-Christ (Apocalypse 3 verset10) ;
-Être éprouvé, et devenir parfait et accompli (Jacques 1 verset 3 à 4 et 12);
-M'éprouver, m'examiner et me juger moi-même (2Corinthiens 13 verset 5 ; 1Corinthiens 11 verset 28 et 31 ; Galates 6 verset 4) ;
-Être baptisé de feu (Matthieu 3 verset 11 ; Luc 3 verset 16).

Revêtement de la puissance d'en haut.

Jésus sortit victorieux du baptême du feu de l'épreuve, à travers les tentations du diable au désert, fut revêtu de la puissance du Saint-Esprit, prêt à réaliser sa mission (Luc 4 verset 13 à 15).

La volonté du Maître:
-Rester dans la ville jusqu'à ce que je sois revêtu de la puissance d'en haut (Luc 24 verset 49);
-Recevoir la puissance du Saint-Esprit avant d'étendre plus loin la mission (Actes 1 verset 8).

3-La loi et les prophètes

Loi: -en religion, c'est l'ensemble des prescriptions édictées par Dieu ; -en droit, c'est la règle édictée par l'État et à laquelle chacun, sans exception, est tenu de se conformer.

Volonté du Seigneur :
-Accomplir et non abolir la loi ou les prophètes (Matthieu 5 verset 17 à 19 ; Luc 16 verset 17);
(Accomplir la loi c'est faire ce que la loi exige. Abolir c'est mettre hors d'usage, réduire à néant ; faire disparaître en supprimant.)
-Confirmer la loi par ma foi et non l'anéantir. (Romains 3 verset 31) ;
(Confirmer c'est rendre plus ferme plus stable ; rendre (quelqu'un) plus assuré (dans quelque chose) Synonyme: conforter, affermir.
-Accomplir et non abolir la loi en marchant selon l'esprit. (Romains 8 verset 1 à 8);
-observer et enseigner à observer les commandements avec une justice supérieure à celle des scribes et Pharisiens pour entrer dans le royaume de Dieu. (Matthieu 5 verset19 à 20 ; Matthieu 19 verset16 à 19) ;
(Observer c'est se conformer à (une règle) Synonyme: respecter).
Justice : vertu morale consistant à reconnaître et à respecter les droits d'autrui en se conformant au principe d'équité.

4- La justice supérieure

-Ma justice doit dépasser celle des scribes et des pharisiens pour entrer dans le royaume de Dieu dit le maitre. (Matthieu 5 verset 20).
Quelle peut bien être cette justice supérieure qui permet d'entrer dans son royaume ? Si ce n'est celle de Dieu lui-même, car il n'y a que la justice de Dieu pour nous ouvrir la porte de son royaume. La justice de Dieu c'est celle qui s'obtient par la foi et non par les œuvres de loi. La justice de Dieu par la foi en Jésus-Christ pour tous ceux qui croient. Car nul ne sera justifié devant lui par les œuvres de la loi.
Or la foi d'où vient-elle ? La foi vient de ce qu'on entend, et ce qu'on entend vient de la parole de Christ. (Romains 10 verset 17 ; Romains 3 verset 20 à 22). Et qui est le Christ ? C'est Jésus qui est le Christ. Jésus-Christ a-t-il parlé ? Jésus… répond : « J'ai parlé ouvertement au monde; j'ai toujours enseigné dans la synagogue et dans le temple, où tous les Juifs s'assemblent, et je n'ai rien dit en secret » (Jean 18 verset 20 ; Jean 12 verset 47 à 50 ; Matthieu 1 verset 16 ; Actes 2 verset 36 ; Actes 9 verset 22 ; Actes17 verset 3).
Ainsi donc la justice supérieure est celle de Dieu qui s'obtient par la foi en Jésus-Christ, foi qui vient quand on entend sa parole. Les paroles de Jésus-Christ étant esprit et vie (Jean 6 verset 63), voici donc exposé par sa grâce la révélation des prescriptions de Jésus-Christ qui doit susciter en son disciple une foi obéissante qui lui permet de réaliser la justice divine antidote de la « maladie des siècles »:

A-Révélation des prescriptions des paroles de Jésus Dans l'évangile de Matthieu

1- Faire ce qui est juste :

-Accomplir tout ce qui est juste (Matthieu 3 verset13 à 17) ;
-Justifier Dieu, en me faisant baptiser du baptême de Jean (Luc 7 verset*29) ;*
-Ne pas annuler à mon égard le dessein de Dieu (Luc 7 verset *30).*
Illustrations ;
-Exemple de Naaman :
Juste faire comme Élisée a dit pour être purifié de sa lèpre. (2Rois 5 verset 9 à 14) ;
-Exemple de Saül :
Juste observer la parole de l'Éternel, au lieu de raisonner et prendre la volonté des hommes pour la volonté de Dieu. (1Samuel 15 verset 1 à 24) ;
-Exemple du Jeune prophète :
Juste demeurer dans sa parole, sans se laisser détourner, par qui que ce soit. (1Rois 13 verset 1 à 26).

2- Vivre de la parole de Dieu.

-Vivre de la parole de Dieu et non du pain seulement (Matthieu 4 verset1 à 4).

3-Tentation.

La tentation c'est la force qui incite à commettre un péché.
Ce que le Maître a prescrit :
-Ne point tenter le seigneur Dieu au risque de périr. (Matthieu 4 verset 5 à 7 ; Actes 5 verset 9 ; 1Corinthiens10 verset 9) ;
-Comprendre la tentation. (Jacques 1 verset 13 à 15) ;
-Supporter patiemment la tentation (Jacques 1 verset 12) ;
-Chercher et trouver le moyen d'en sortir. (1Corinthiens10 verset13).
Pour vaincre la tentation:
-Implorer le père pour ne pas être poussé à la tentation. (Matthieu 6 verset 13) ;
-Veiller et prier pour ne pas y tomber. (Matthieu 26 verset 41) ;
-S'enraciner dans la parole pour ne pas succomber. (Luc 8 verset 13).

4-La colère et les injures.

Volonté du Maître :
-Bannir la colère et les injures, dans ma vie. (La colère c'est une irritation violente, un emportement.)
Exclure la colère et Être sans colère (Matthieu 5 verset 21 à 22 ; Tite 1 verset 7).
Pour ce faire :
-laisser agir la colère (Romains 12 verset18 à 21) ;
-ne pas laisser le soleil se coucher sur ma colère (Ephésiens 4 verset 26) ;
-être lent à me mettre en colère (Jacques 1 verset 19 à 20) ;
-Prier sans colère (1Timothée 2 verset 8) ;
-renoncer à toute colère (Colossiens 3 verset 8) ;
-la faire disparaître (Ephésiens 4 verset 31).
Bannir les injures
(L'injure c'est une parole visant à offenser gravement).
Pour cela :
-Ne pas rendre *injures* pour injures (1Pierre 2 verset 23) ;
-s'en remettre à Dieu (1Pierre 2 verset 23) ;

-Rendre injures pour bénédictions (1Pierre 3 verset 9);
Injurier est synonyme d'insulter. C'est aussi un acte visant à offenser gravement ou constituant une offense grave synonyme d'affront.

5-Réconciliation.

Volonté du Maître à ce sujet:
-Aller d'abord faire la paix avec le frère, avant de me présenter devant Dieu (Matthieu 5 verset 23 à 24);
-Recherchez la paix avec tous (Hébreux 12 verset 14);
-rechercher ce qui contribue à la paix (Romains 14 verset 19);
*-recherche la paix et la poursuive (*1Pierre 3 verset 10 à 11);
-être en paix avec tous les hommes (Romains 12 verset 18);
-procurer la paix (Matthieu 5 verset 9).
Réconcilier c'est rétablir l'entente et les bonnes relations entre (des personnes fâchées); Faire la paix se remettre d'accord (avec quelqu'un) après avoir été en conflit ou fâché.

6-Étapes à suivre lorsque le frère a péché:

-Reprendre seul à seul le frère qui a péché, s'il m'écoute je l'ai gagné ;
-prendre avec moi deux ou trois témoins, s'il ne m'écoute pas;
-Puis enfin l'amener devant l'assemblée de L'Eglise et s'il n'écoute pas l'assemblée;
-le considérer comme un païen et un publicain.
(Matthieu 18 verset 15 à 19; Jacques 5 verset 19 à 20).

7-Me garder, reprendre et toujours pardonner

Volonté du Maître :
-Me garder moi-même, reprendre le frère s'il a péché et s'il se repent je dois toujours lui pardonner même si c'est plusieurs fois dans la même journée (Luc 17 verset 3 à 4);
-Reprendre publiquement celui qui pèche publiquement (Galates 2 verset11 à 14 ; 1Timothée 5 verset 20);
-Redresser avec douceur (Galates 6 verset 1 à 2);
-Ramener celui qui s'est égaré loin de la vérité (Jacques 5 verset19 à 20).
Reprendre c'est faire des reproches (inciter verbalement à corriger le comportement) ou observations, désapprobateurs et négatifs sur les paroles ou le comportement d'une personne.

8- Conciliation au lieu de procès.

Ce que le Maître prescrit :
-M'accorder avec mon adversaire en chemin (Matthieu 5 verset 25 à 26)
S'accorder c'est être ou se mettre d'accord (pour quelque chose), parvenir à trouver un terrain d'entente;
-Tacher de me dégager de lui (Luc 12 verset 58 à 59);
*-Souffrir quelques injustices et me laisser plutôt dépouiller (*1Corinthiens 6 verset 1 à 7).
Dépouiller c'est déposséder par le vol et la violence ou par la ruse.

9-Adultère et pureté intérieure.

A- L'adultère :

-Moïse avait dit de ne pas commettre l'adultère. L'adultère étant ici une relation sexuelle extraconjugale ou alors quelqu'un qui a des relations sexuelles extraconjugales (Matthieu 5 verset 27);
-Jésus lui, a prescrit à ses élèves de ne pas regarder une femme pour la convoiter dans leurs cœurs; l'adultère dans ce cas étant le fait de regarder une femme, pour éprouver pour elle une attirance sexuelle, avec avidité de se l'approprier (Matthieu 5 verset 28).

B-Pureté intérieure
-Garder mon cœur plus que toute autre chose (Proverbes 4 verset 23);
-Garder mon cœur de tout mauvais désir ou de toute convoitise (Matthieu 15 verset 18 à 20 ; première épître de Jean 2 verset16 à 17);
-Lui donner mon cœur, et me plaire dans ses voies (Proverbes 23 verset 26);
-Être et non paraître (Matthieu 23 verset 27 à 28);
-Vivre selon la volonté de Dieu (1Pierre 4 verset 1 à 3);
-Devenir participant de la nature divine. 2Pierre 1 verset 4).

10-Couper les membres occasion de chuter.

Prescription du Seigneur :
-Me séparer du membre qui me pousse au mal (Matthieu 5 verset 29 à 30 ; Marc 9 verset 43 à 48);
-Traiter durement mon corps et le tenir assujetti (1Corinthiens 9 verset 27);
-Me sanctifier et savoir posséder mon corps dans la sainteté et l'honnêteté (1Thessaloniciens 4 verset 3 à 4);
-Me donner moi-même à Dieu (Romains 6 verset 12 à 13);
-Offrir à Dieu mes membres, comme des instruments de justice (Romains 6 verset 13);
-Faire mourir les membres qui sont sur la terre (Colossiens 3 verset 5);
-Faire mourir par l'Esprit les actions du corps et vivre (Romains 8 verset 12 à 13);
-Me regarder comme mort au péché, et comme vivant pour Dieu en Jésus-Christ (Romains 6 verset 11 à 12);
-M'abstenir de tout aliment ou boisson qui peuvent scandaliser mon frère (1Corinthiens 8 verset 4 à 13);
-Préférer mourir que de scandaliser qui que ce soit (Matthieu 18 verset 6 à 7; Marc 9 verset 41 à 42 ; Luc 17 verset 1 à 2).

11-Sur le divorce

Moïse, dans l'ancienne alliance a permis de:
-Répudier en donnant une lettre de divorce. Matthieu 5 verset 31);
Dans la nouvelle alliance Christ dit de :
-Ne pas divorcer 1Corinthiens 7 verset 10);
-Ne pas répudier le mari ou la femme, non-croyant (e) qui consente à habiter avec moi (1Corinthiens 7 verset 12 à 14);
-Devenir avec mon conjoint une seule chair (Marc10 verset 6 à 8);
-Ne pas séparer ce que Dieu a joint. (Marc 10 verset 9).
Divorcer c'est :
-exposer et s'exposer à l'adultère (Matthieu 5 verset 32 ; Luc 16 verset 17 à 18 ; Romains 7 verset 3)
-c'est resté seul, sinon se réconcilier avec son conjoint (e) (1Corinthiens 7 verset 11).
Le divorce est la rupture légale du mariage du vivant des époux.

12-Remariage

Cas où l'un des conjoints est incroyant (e)
-Me remarier dans le Seigneur si le ou la non croyant (e) se sépare (1Corinthiens 7 verset 15);
Cas où l'un des conjoints meurt.
*-Me remarier mais dans le Seigneur (*1Corinthiens 7 verset 39 à 40).

13-Contrôle de la parole :

-Ne jurer aucunement (Matthieu 5 verset 33 à 36);
-Veiller sur ma parole afin que mon oui soit oui et mon non, non (Matthieu 5 verset 37 ; Jacques 5 verset12);
-Veiller afin d'être justifié et non condamné par mes paroles (Matthieu 12 verset 36 à 37);
-Prendre des résolutions spirituelles et non charnelles (2Corinthiens 1 verset 17 à 20);
-Ne pas faire de déclaration catégorique (Jacques 4 verset13 à 15).
(Ne jurer aucunement ou ne jurer de rien se dit pour exprimer qu'il ne faut pas affirmer catégoriquement qu'une chose est vraie)

14-Non résistance au méchant :

-Ne pas s'opposer physiquement à la force du méchant (Matthieu 5 verset 38 à 40);
-Répondre à la violence par la non-violence (Romains 12 verset 17 à 19 ; 1Thessaloniciens 5 verset 15 ; 1Pierre 3 verset 9);
*-Souffrir l'injustice et se laisser plutôt dépouiller que d'avoir des procès (*1Corinthiens 6 verset 7);
-Suivre l'exemple du Maître (1Pierre 2 verset 20 à 23).
Résister signifie s'opposer physiquement à l'usage de la force dirigée contre soi.

15-Service illimité

-Faire au-delà de ce que l'on veut me forcer de faire. Matthieu 5 verset 41.

16- Bienveillance totale et libéralités :

-Me donner moi-même au Seigneur (2Corinthiens 8 verset*1 à 5);*
-Donner selon mon moyen et même au-delà. (2Corinthiens 8 verset 3 ; Romains 6 verset 13);
*-Donner à celui qui me demande. (*Matthieu 5 verset 42);
-Donner et il me sera donné à la mesure que je donne. (Luc 6 verset 38);
-Donner à Jésus à travers les frères. (Matthieu 25 verset 35 à 40);
-Donner selon la résolution de mon cœur sans tristesse ni contrainte. (2Corinthiens 9 verset 6 à 11);
-Donner avec joie. (2Corinthiens 9 verset 7);
-Prêter à celui qui veut emprunter de moi. (Matthieu 5 verset *42).*

17-Amour divin.

a-Dans l'ancienne alliance :
-Aimer son prochain et haïr son ennemi est ce que Moïse a prescrits. (Matthieu 5 verset 43).

b-Dans la nouvelle alliance

Jésus prescrit de :
-Aimer mon ennemi, lui donner à manger s'il a faim et à boire s'il a soif. (Matthieu 5 verset*44 ;* Romains 12 verset 20);
-Aimer aussi ceux qui ne m'aiment pas pour marquer la différence. (Matthieu 5 à 46);
-Bénir celui qui me maudit et faire du bien à celui qui me haït. (Matthieu 5 verset *44);*
-Prier pour celui qui me maltraite et qui me persécute (Matthieu 5 verset *44 à 45);*
*-Aimer en action et avec vérité. (*Première épître *Jean 3* verset*17 à 19);*
-Aimer et demeurer dans son amour en gardant ses commandements. (Jean 14 à 15 ; 15 verset*10);*
-Aimer en gardant la parole de Jésus. (Jean 14 verset*23);*
*-Nous aimer les uns les autres afin que Dieu demeure en nous, car Dieu est amour. (*Premier épître *Jean 4* verset*7 à 16);*
-Aimer consiste à marcher selon ses commandements. (deuxième épître *Jean1* verset *6);*
*-Être parfait dans l'amour et aimer parce qu'il m'a aimés le premier. (*Premier épître *Jean 4* verset*17 à 19);*
*-Aimer mon frère que je vois, pour pouvoir aimer Dieu que je ne vois pas (*première épître *Jean 4* verset *20 à 21).*

18-Salutation :

-Saluer les amis. (troisième épître Jean 1 verset 14) ;
-Marquer la différence en saluant aussi ceux qui ne me saluent pas. (Matthieu 5 verset 47);
-Ne saluez personne sur le chemin de la mission. (Luc10 verset *3 à 4 ; 2Rois 4* verset *29);*
-Saluer la maison hôte, en disant: Que la paix soit sur cette maison! (Matthieu 10 verset*11 à 13 ; Luc 10* verset*5).*

19-Norme divine :

-Être parfait, accompli comme notre Père céleste (Matthieu 5 verset 48 ; *Luc 6 verset 40);*
-Me perfectionner (2Corinthiens 13 verset *9 et 11);*
-Devenir parfait en Christ (Colossiens 1 verset *25 à 28);*
-Vendre mes possessions, faire l'aumône, suivre Jésus et être parfait. (Matthieu19 verset *21);*
-Courir pour atteindre la perfection. (Philippiens 3 verset*12 à 15);*
-Combattre dans la prière, afin d'être parfait. (Colossiens 4 verset*12);*
-Être parfait et accompli, sans faillir en rien. (Jacques 1 verset *2 à 4).*

20-Discrétion totale dans la pratique de la justice :

-Pratiquer la justice pour être vu de Dieu et non des hommes. (Matthieu 6 verset*1);*
-Faire l'aumône avec une discrétion absolue. (Matthieu 6 verset*3 à 4).*
(Exemples: Actes 10 verset 1 à 4).

21-La prière

-Prier dans le secret pour être vu de Dieu, lui parler de manière précise et concise car il connait nos besoins à l'avance (Matthieu 6 verset 5 à 8);

Prier c'est communiquer spirituellement avec Dieu, adresser une demande à Dieu, demander comme une grâce, de façon respectueuse et polie.

Orientations données par le Maitre sur la prière.

Prier:
-pour que le nom du Père céleste soit sanctifié : Sanctification du nom du Père, sanctifier c'est rendre saint ou sacré (Matthieu 6 verset 9 ; 1Pierre 1 verset15 à 16);
-pour que son règne vienne : Manifestation du pouvoir divin. Le règne est la période d'exercice du pouvoir royal (Matthieu 6 verset 10; première épître Jean 5 verset 19);
-Pour que la volonté du Père se fasse :
Réalisation du désir divin. La volonté est ce que désirent fermement une personne (Matthieu 6 verset 10);
-pour que le Père me donne quotidiennement mon pain : Sollicitation du besoin quotidien (Matthieu 6 verset 11 et 34);
-pour que le Père me donne un cœur miséricordieux, pour pardonner comme lui : Manifestation de la miséricorde divine. Pardonner c'est accepter de ne pas tenir rigueur (à quelqu'un) d'une faute (Matthieu 6 verset 12);
-pour que je ne sois pas pousser à la tentation, mais délivrés du malin : Prévention contre la tentation et délivrance du mal ;
-Être des enfants pour la malice, et des hommes faits à l'égard du jugement (1Corinthiens 14 verset 20);
- *Prier sans cesse* (1Thessaloniciens 5 verset 17);
-Être sage, prudent, avisé et sobre, pour vaquer à la prière. Être sobre c'est avoir l'habitude de boire et de manger très peu *(1Pierre 4 verset 7);*
-Faire en tout temps par l'Esprit toutes sortes de prières et de supplications ;
-Veiller à cela avec une entière persévérance, et prier pour tous les saints (Ephésiens 6 verset 18);
-Laisser l'Esprit m'aide dans ma faiblesse et mon ignorance (Romains 8 verset 26 à 27);
-Persévérer dans la prière, et y veiller avec actions de grâces (Colossiens 4 verset 2 ; Romains 12 verset 12);
-Crier à Dieu jour et nuit et sans relâche (Luc18 verset1 à 8);
-Veiller et prier en tout temps (Luc 21 verset 36);

Faire des prières, des supplications, des requêtes, des actions de grâces, pour:
-les apôtres et tous les saints (Ephésiens 6 verset 18 à 19);
-tous les hommes;
-les rois;
-tous ceux qui sont élevés en dignité; (1Timothée 2 verset 1 à 2)
*-les frères, qui commettent un péché qui ne mène point à la mort (*première épître *Jean 5 verset16);*

Conditions d'exhaussement :

*-M'humilier et prier Dieu en m'appuyant sur sa miséricorde et sa justice et non sur les œuvres de justice (*Luc 18 verset 9 à 14; *Romains 3 verset 19 à 20 ; Galates 2 verset 16 ; Galates 3 verset 10 à 11);*
-Prier en élevant les mains pures, sans colère ni mauvaises pensées (1Timothée 2 verset 8);
*-Avoir de l'assurance devant Dieu, par un cœur qui ne me condamne pas (*première épître *Jean 3 verset 21);*
*-Garder ses commandements et faire ce qui lui est agréable (*première épître *Jean 3 verset 22);*

-Montrer de la sagesse dans mes rapports avec ma femme et l'honorer (1Pierre 3 verset 7);
-Pardonner si j'ai quelque chose contre quelqu'un (Marc 11 verset 25 à 26);
*-Demander selon sa volonté, pour avoir l'assurance, d'être écouté (*première épître *Jean 5 verset 14);*
-Demander avec foi, sans douter (Jacques 1 verset 5 à 8);
*-Savoir que je possède la chose que je lui ai demandée (*première épître *Jean 5 verset 15).*

Prière d'ensemble *:*
-S'accorder d'abord avant de prier pour que la prière soit plus efficace (Matthieu18 verset 19 à 20);
-Être tous d'un commun accord pour prier ensemble (Actes 1 verset 14);
-Élever tous ensemble la voix à Dieu (Actes 4 verset 24 à 31);
-Que l'Église adresse sans cesse des prières à Dieu pour le frère en difficulté. Actes 12 verset 5);
-Que les anciens prient pour le malade, en l'oignant d'huile au nom du Seigneur (Jacques 5 verset 14 à 16);

Quelques positions de prière:
-visage contre terre. (Luc 22 verset 41);
-à genoux. (Matthieu 26 verset 39);
-debout (Marc 11 verset 25).

22-Prescriptions sur le pardon :

-Pardonner à ceux qui m'ont offensé comme Dieu me pardonne (Matthieu 6 verset 12);
-Pardonner pour que Dieu me pardonne aussi (Matthieu 6 verset 14 à 15 ; Marc 11 verset 25 à 26 ; Luc 6 verset 37);
-Pardonner, pas jusqu'à sept fois, mais jusqu'à septante fois sept fois soient 490 fois (Matthieu 18 verset 21 à 22);
-Pardonner à celui qui ne sait pas ce qu'il fait (Luc 23 verset 33 à 34);
-Pardonner à celui qui se repent (Luc 17 verset 3 à 4);
-Beaucoup aimer afin que mes nombreux péchés soient pardonnés (Luc 7 verset 47);
-Se pardonner réciproquement, comme Dieu nous a pardonné en Christ (Ephésiens 4 verset 32, Colossiens 3 verset13);
-Toujours pardonner de tout mon cœur afin d'espérer au pardon de Dieu (Matthieu 18 verset 23 à 35 ; 2Corinthiens 2 verset 5 à 11).
Pardonner c'est renoncer à garder de la rancune ou du ressentiment envers une personne qui a commis une faute, un tort ou une offense à notre égard;
C'est aussi une mesure de justice, en général exceptionnelle, par laquelle l'autorité renonce à faire appliquer la peine prévue à l'encontre d'une personne qui a commis une infraction Synonyme: grâce;
C'est l'acte par lequel Dieu, dans les religions judéo-chrétiennes, absout les péchés d'une personne. Synonyme: absolution (rémission des actes impies);
C'est également l'attitude traduisant la capacité du cœur à tenir une offense pour non avenue, à renoncer à en tirer vengeance et à privilégier l'amour sur la revanche.

23- Le jeûne

a-Jeûner:

-*Jeûner de manière à attirer l'attention de Dieu et non des hommes* (*Matthieu 6 verset 16 à 18);*
-Jeûner quand l'époux est absent. (Matthieu 9 verset 15);
-Servir Dieu dans le jeûne et dans la prière. (Luc 2 verset 37 ; Actes 13 verset 1 à 2);
-Ne pas jeûner à la manière des pharisiens. Luc 18 verset 12 ; Esaïe 58 verset 3 à 5);
-Jeûner et prier, avant d'imposer les mains. (Actes 13 verset 2 à 3);
-Jeûner et prier, avant de recommander les anciens au Seigneur (Actes 14 verset 23);
-Jeûner comme il faut, pour que ma voix soit entendue en haut (Esaïe 58 verset 4);
-Humilier mon âme quand je jeûne (Esaïe 58 verset 5).
-Jeûner de bon cœur, de manière à plaire au Seigneur (Colossiens 3 verset 23 ; Esaïe 58 verset 6).

b- Jeûne agréable à Dieu voir (Esaïe 58 verset 6 à 14).

Quelques exemples : Moïse (Exode 34 verset 28); Jésus (Matthieu 4 verset 1 à 2) ; Paul (2Corinthiens 6 verset 5 ; 2Corinthiens 11 verset 27).

c- Définition:-Jeûner c'est se priver volontairement de nourriture et parfois de boisson par conviction religieuse ;
-Jeûner c'est aussi s'abstenir de faire sa volonté, pour faire celle de Dieu.

24-Les investissements célestes

a- S'enrichir au ciel :
-*Être riche pour Dieu et me garder de toute avarice* (Luc 12 verset13 à 21);
-Amasser des trésors dans le ciel, et non sur la terre (Matthieu 6 verset 19 à 21);
-Vendre ce que je possède, et le donner en aumônes (Luc12 verset 33);
-Me faire des bourses qui ne s'usent point, un trésor inépuisable dans les cieux. (Luc 12 verset 33 à 34);
-Rechercher la piété avec le contentement, qui est une grande source de gain (1Timothée 6 verset 3 à 8 et 11 à 12);
-Ne pas me livrer à l'amour de l'argent et vouloir m'enrichir (1Timothée 6 verset 9 à 10 ; Hébreux 13 verset 5);
-Me contenter de ce que j'ai, car Dieu ne me délaissera, ni ne m'abandonnera point (Hébreux 13 verset 5);
Amasser c'est accumuler en grand nombre.

b- Recommandation aux riches de ce siècle :
-Ne pas être orgueilleux, et ne pas mettre mon espérance dans des richesses incertaines;
-mettre mon espérance en Dieu;
-Faire du bien;
-Être riches en bonnes œuvres;
-Avoir de la libéralité, de la générosité;
-Amasser pour l'avenir un trésor bien placé;
-Saisir la vie véritable.
(1Timothée 6 verset 17 à 19).
Être orgueilleux c'est frapper par son aspect imposant, sa grandeur, sa richesse.
La générosité est la disposition naturelle à se préoccuper du bien-être d'autrui.

c- Conseil de Jésus-Christ:
-Acheter de lui de l'or éprouvé par le feu, afin de devenir riche;
-Acheter de lui des vêtements blancs, afin d'être vêtu;
-Acheter de lui un collyre pour oindre mes yeux, afin que je voie.
(Apocalypse 3 verset 17 à 18).
Acheter c'est acquérir (quelque chose) contre de l'argent.

Le collyre est un médicament, généralement liquide, destiné à soigner les affections oculaires.

25- La vision

Veiller à ce que tout mon être soit entièrement éclairé :
-Mon corps (Matthieu 6 verset 22 à 23 ; Luc 11 verset 33 à 36);
-Mon esprit (Ephésiens 1 verset 16-18 ; Ephésiens 4 verset 17 à 24; Apocalypse 3 verset 18; 2Rois 6 verset 13 à 20) ;
-Mon âme (Romains 12 verset 2 ; Ephésiens 5 verset 8 à 10 ; première épître Jean 2 verset 10 à 11);
Éclairer c'est illuminer.

26- Le service total :

-Choisir qui je veux servir et le servir lui seul (Matthieu 6 verset 24 ; Josué 24 verset 15);
-Choisir d'être et d'assembler avec lui ou non (Matthieu 12 verset 30);
-Choisir être esclaves du péché ou de la justice (Romains 6 verset 16 à 18);
-Choisir être ami du monde ou de Dieu (Jacques 4 verset 4);
*-Choisir l'amour de l'argent ou de Dieu (*1Timothée 6 verset 9 à 10).
Servir c'est travailler pour la cause ou les intérêts de (quelqu'un ou une collectivité)
Choisir c'est adopter de préférence à d'autres (une personne pour tel ou tel office).

27- La quiétude (confiance totale) :

-me fier entièrement à Dieu et ne pas m'inquiéter (Matthieu 6 verset 25 à 32);
-ne pas m'inquiéter, faire connaître mes besoins à Dieu par des prières et des supplications, avec des actions de grâces (Philippiens 4 verset 6) ;
-Dire avec assurance: Le Seigneur est mon aide, je ne craindrai rien; Que peut me faire un homme? (Hébreux 13 verset 6);
-Me décharger sur lui de tous mes soucis, car lui-même prend soin de moi (1Pierre 5 verset 7);
-Etre rassuré que Dieu qui n'a point épargné son propre Fils, mais qui l'a livré pour nous tous, nous donnera aussi toutes choses avec lui (Romains 8 verset 32);
Inquiéter c'est causer du souci à (quelqu'un) Synonyme: préoccuper-angoisser-alarmer-troubler.

28- La primauté du royaume et de la justice divine

-Chercher premièrement le règne de Dieu et sa justice (Matthieu 6 verset 33);
-Le chercher comme un trésor caché, une perle de grand prix à échanger contre tout ce que je possède (Matthieu 13 verset 44 à 46);
-Chercher plutôt le royaume de Dieu; sans m'inquiéter sur ce que je mangerai, boirai, de quoi je serai vêtu et toutes ces choses me seront données par-dessus (Luc 12 verset 31);
-Le chercher sans crainte, car notre Père a trouvé bon de nous le donner (Luc 12 verset 32);

-Être prêt à quitter, à cause du royaume de Dieu, sa maison, ou sa femme, ou ses frères, ou ses parents, ou ses enfants, et recevoir beaucoup plus dans ce siècle-ci, et, dans le siècle à venir, la vie éternelle. (Luc 18 verset 29 à 30);
- Chercher la justice de Dieu par la foi en Jésus-Christ lequel, de par Dieu, a été fait pour nous sagesse, justice et sanctification et rédemption (Romains 3 verset 21 à 22 ; 1Corinthiens 1 verset 30);
-Devenir cette justice de Dieu en Jésus-Christ (2Corinthiens 5 verset 21)!
-Manifester le Royaume de Dieu par la justice, la paix et la joie, par le Saint-Esprit et non par le manger et le boire (Romains 14 verset 17).
Chercher c'est essayer de trouver, de retrouver ou de découvrir (quelque chose ou quelqu'un).
Royaume de Dieu **:** règne de Dieu aujourd'hui et par-delà la mort. Synonyme: paradis.
Justice c'est vertu morale consistant à reconnaître et à respecter les droits d'autrui en se conformant au principe d'équité.

29- La vie au jour le jour :

-Se préoccuper essentiellement d'aujourd'hui et laisser à Dieu le soin du lendemain (Matthieu 6 verset 34) ;
-Demander le pain d'aujourd'hui (Matthieu 6 verset11) ;
-Ne pas me livrer à l'amour de l'argent; me contenter de ce que j'ai; car Dieu lui-même a dit: Je ne te délaisserai point, et je ne t'abandonnerai point (Hébreux13 verset 5).

30- Absolution et non jugement et condamnation :

-Absoudre *au lieu de juger et condamner.*
-Ne point juger, condamner afin de ne point être jugé et condamné. Mais absoudre, afin d'être absous. Car on me jugera du jugement dont je juge, et l'on me mesurera avec la mesure dont je mesure (Matthieu 7 verset 1 à 2; Luc 6 verset 37);
-Ne pas me condamner moi-même, en jugeant les autres tout en commettant les mêmes choses (Romains 2 verset 1 à 13);
-Être trouvé fidèle, cela doit m'importe fort peu d'être jugé par les frères, ou par un tribunal humain. Ne pas me juger non plus moi-même (1Corinthiens 4 verset 2 à 3);
-Ne me sentir coupable de rien; tout en sachant que ce n'est pas pour cela que je suis justifié. Celui qui me juge, c'est le Seigneur (1Corinthiens 4 à 4) ;
-Ne juger de rien avant le temps, jusqu'à ce que vienne le Seigneur, qui mettra en lumière ce qui est caché dans les ténèbres, et qui manifestera les desseins des cœurs (1Corinthiens 4 verset 5) ;
-Ne pas se mettre à enseigner en grand nombre, car nous serons jugés plus sévèrement (Jacques 3 verset 1) ;
-Ne pas parler mal d'un frère, ou juger son frère, car c'est parler mal de la loi et juger la loi (Jacques 4 verset 11 à 12);
Juger c'est décider en bien ou en mal du mérite d'autrui, de ses pensées, de ses sentiments, du motif de ses actions.

Mesurer c'est prendre connaissance par le calcul, le dénombrement ou l'observation de (une grandeur physique) Synonyme de déterminer. C'est aussi avoir la conscience ou l'intuition de (l'importance de quelque chose) Synonyme d'évaluer-percevoir-d 'apprécier.
Absoudre c'est pardonner.
Condamner c'est jugé coupable par décision de justice (quelqu'un), Désapprouver avec force. Synonyme de blâmer. C'est aussi contraindre pour son désagrément (quelqu'un à quelque chose de pénible). Interdire formellement selon la loi ou la morale. Synonyme de proscrire de défendre.

31- Ôter d'abord la poutre, afin de voir comment ôter la paille :

*-Me corriger d'abord avant de chercher à corriger mon frère (*Matthieu 7verset 3 à 5) ;
-M'examiner moi-même avant d'accuser et condamner (Jean 8 verset 1 à 10);
-Redresser avec un esprit de douceur. Prendre garde à moi-même, de peur que je ne sois aussi tenté (Galates 6 verset 1).
Définitions
Ôter : débarrasser (quelqu'un de quelque chose) Synonyme: retirer.
Poutre : grosse pièce en bois, équarrie et allongée, qui sert de support dans la charpente.
Paille : tige de graminée, notamment de céréale, séparée de son grain.

32-Honorer le saint, le sacré :

-Respecter les choses saintes et ne pas profaner les choses sacrées (Matthieu 7 verset 6);
-Ne pas prendre le pain des enfants et le jeter aux petits chiens c'est à dire aux païens. (Matthieu 15 verset 26).

33- La bienveillance divine :

-Demander, chercher et frapper, avec une pleine assurance de recevoir, de trouver et de voir ouvrir (Matthieu 7 verset 7 à 8);
-Savoir donner de bonnes choses à mes enfants, doit me persuader que le Père céleste donnera de bonnes choses à ceux qui les lui demandent (Matthieu 7 verset 9 à 11);
-Recevoir tout ce que je demande avec foi par la prière (Matthieu 21verset 22);
-Croire que j'ai reçu tout ce que je demande en priant, et je le verrai s'accomplir (Marc 11 verset 24);
-Demander toute chose au nom de Jésus-Christ, et il le fera, afin que le Père soit glorifié dans le Fils (Jean 14 verset 13 à 14);
-Demeurer en Jésus-Christ, et que ses paroles demeurent en moi et demander ce que je veux, et cela me sera accordé (Jean15 verset 7);
-Choisi, et établi par Jésus-Christ, afin que j'aille, et que je porte du fruit, et que mon fruit demeure, afin que ce que je demanderai au Père en son nom, il me le donne (Jean15 verset 16);

-Demander au nom de Jésus-Christ et recevoir, afin que ma joie soit parfaite (Jean16 verset 24);
-Demander avec foi, sans douter; ce qui me manque (la sagesse), à Dieu qui donne à tous simplement et sans reproche, et elle me sera donnée (Jacques 1 verset 5 à 6);
-Garder ses commandements et faire ce qui lui est agréable et recevoir de lui quoi que ce soit que je demande (Premier épître Jean 3verset 22);
-Avoir auprès de lui cette assurance que si je demande quelque chose selon sa volonté, il m'écoute. Savoir qu'il m'écoute, et que je possède la chose que je lui ai demandée (Premier épître Jean 5 verset 14 à 15).
Demander c'est souhaiter obtenir (quelque chose).

34-Suivre La règle d'or (qui accomplit la loi et les prophètes).

-Accomplir *la loi et les prophètes, en faisant aux hommes, tout ce que je veux qu'ils me* fassent (Matthieu 7 verset 12 ; Luc 6 verset 31).
Faire c'est accomplir ou effectuer (une action ou un travail).

35-Entrer et suivre le chemin :

-Trouver et s'efforcer d'entrer par la porte étroite, et suivre le chemin resserré (Matthieu 7 verset 13 à 14);
-M'efforcer d'entrer par la porte étroite (Luc 13 verset 24 à 30);
-Entrer par Jésus, qui est la porte pour être sauvé (Jean10 verset 9);
-suivre le chemin resserré qui est Jésus pour aller au Père (Jean 14 verset 6);
-Sortir, se séparer et se purifier pour être accueilli (2Corinthiens 6 verset 17);
-Crucifier la chair avec ses passions et ses désirs pour être en Jésus-Christ (Galates 5 verset 24).
Trouver c'est découvrir (ce que l'on recherchait).
S'efforcer c'est utiliser toutes les forces et tous les moyens disponibles dans un but particulier.
Entrer c'est pénétrer (à l'intérieur d'un lieu).

36- Discerner :

-Se garder des faux prophètes (Matthieu 7 verset 15 ; Luc 6 verset 43 à 44);
-Les reconnaître par leurs fruits (Matthieu 7 verset 16 à 20);
-Ne pas me laisser séduire par les grands prodiges et les miracles des décès faux prophètes (Matthieu 24 verset 11 et 24);
-Ne pas ajouter foi à tout esprit; mais éprouver les esprits, pour savoir s'ils sont de Dieu, car plusieurs faux prophètes sont entrés dans le monde (Première épître Jean 4 verset 1);
-Ne pas les suivre dans leurs dissolutions, discours et fausses promesses (2Pierre 2 verset 1 à 19).
Reconnaître c'est identifier (Quelqu'un ou quelque chose à certaines caractéristiques)
Leurs fruits ce sont leurs œuvres.
Le Prophète est une personne qui annonce l'avenir et révèle les vérités cachées de Dieu.

37-Invoquer et obéir :

*-Invoquer le Seigneur tout en faisant sa volonté pour entrer dans le royaume (*Matthieu 7 verset 21);
-Appeler Jésus-Christ Seigneur tout en faisant ce qu'il dit (Luc 6 verset 46);
- Mettre en pratique la parole, et ne pas me borner à l'écouter, en me trompant moi-même par de faux raisonnements (Jacques 1 verset 22 ; Romains 2 verset 13);
-Prophétiser, chasser les démons et faire des miracles par le nom de Jésus-Christ tout en s'éloignant de l'iniquité, pour être connu de lui (Matthieu 7 verset 22 à 23);
-Professer connaître Dieu, tout en le confessant par les bonnes œuvres (Tite 1 verset16 ; Jacques 2 verset 24 à 25);
-Faire la volonté du Père céleste, pour être le frère, et la sœur, et la mère de Jésus-Christ (Matthieu 12 verset 46 à 50).
Définitions
Seigneur : Dieu, souverain des hommes (chez les chrétiens et chez les juifs)
Invoque c'est appeler.

38-Construire sur le roc et non sur le sable

-Écouter la parole de Jésus-Christ et la mettre en pratique, afin de bâtir ma vie sur un fondement solide, sur le roc (Matthieu 7 verset 24 à 27 ; Luc 6 verset 47 à 49).
Définition:
Écouter c'est prêter l'oreille pour entendre (quelque chose).

39-Offrandes d'action de grâces

*-Témoigner d'abord du bienfait de Dieu aux serviteurs de Dieu, par une offrande d'action de grâce au lieu d'aller faire la publicité (*Matthieu 8 verset 4 ; Marc 1 verset 44 à 45 ; Luc 5 verset14).

40-Avoir une grande foi :

-Avoir une grande foi ;
-Passer par beaucoup de tribulations ;
-Afin de m'asseoir à table dans le royaume de Dieu avec Abraham, Isaac et Jacob
(Matthieu 8 verset 10 à 12 ; Luc 13 verset 29 ; Actes 14 verset 22).

41-Venir et suivre Jésus :

-venir et suivre Jésus sans repos (Matthieu 8 verset 19 à 22);
-venir et suivre Jésus sans conditions comme Matthieu le péager (Matthieu 9 verset 9);
-Laisser les morts spirituels ou morts vivants (Luc 15 verset 32 ; Ephésiens 2 verset 1 ; 1Timothée 5 verset 6) enterrer leur morts physiques (Matthieu 8 verset 21 à 22).

42- Prier le maître de la moisson

*-Prier le maître de la moisson d'envoyer des ouvriers dans sa moisson (*Matthieu 9 verset 37 à 38 ; Luc 10 verset 2);

43- Ne pas coudre la pièce de drap neuf sur un vieil habit

-Ne pas associer la justice nouvelle à l'ancienne (Matthieu 9 verset 16 ; Marc 2 verset 21).

44- Mettre le vin nouveau dans des outres neuves.

*-Mettre l'esprit nouveau dans l'homme nouveau (*Matthieu 9 verset 17 ; Marc 2 verset 21)

45- Craindre Dieu

-Craindre Dieu, qui seul peut me détruire pour toujours, et non les hommes Mattieu 10 verset 28 à 31 ; Luc 12 verset 4 à 7 ; Actes 21 verser13).
Craindre c'est ressentir un respect craintif (anxieux et enclin à la peur) pour (quelqu'un).

46- Confesser Jésus sans honte

-Confesser Jésus devant les hommes et ne jamais le renier (Matthieu 10 verset 32 à 33; Luc 12 verset 8 à 9);
-Ne pas avoir honte de Jésus et de ses paroles (Marc 8 verset 38);
-Confesses de ma bouche le Seigneur Jésus, pour parvenir au salut (Romains10 verset 9 à 10);
-Confesser que Jésus est le Fils de Dieu, afin que Dieu demeure en moi, et moi en lui (Premier épître Jean 4 verset15);
-Rendre donc sans honte témoignage à notre Seigneur (2Timothée 1 verset 8).
Confesser c'est reconnaître publiquement (une croyance religieuse) Synonyme de proclamer.

47- Recevoir le disciple de Jésus :

-Bien recevoir le disciple de Jésus, aussi petit soit-il, en lui donnant ne serait- ce qu'un verre d'eau (Matthieu10 verset 40 à 42);
-Bien les accueillir et éviter à tout prix de les scandaliser *(Marc 9 verset* 41 à 42);
-Les recevoir et leurs faire du bien, c'est le faire à Jésus-Christ (Matthieu 25 verset 40);
-Dieu est juste, pour reconnaître notre travail, l'amour que nous avons montré pour son nom et les services rendus à ses saints (Hébreux 6 verset10).

48- Venir se décharger :

-Venir à Jésus-Christ me décharger et recevoir du repos (Matthieu 11 verset 28);
-Me décharger sur lui de tous mes soucis, car il prend soin de moi (1Pierre 5 verset 6 à 7);
-Faire connaître mes besoins à Dieu et bannir l'inquiétude par sa paix (Philippiens 4 verset 6 à 7).
Quelques définitions :
Décharger c'est évacuer ou faire descendre (la charge transportée de ce qui la porte).
L'inquiétude est ce qui empêche la tranquillité d'esprit. Synonymes d'angoisse, d'anxiété, de tourment et préoccupation.
Le souci est un sujet de préoccupation, de contrariété qui trouble l'esprit. Synonymes d'ennui, de problème et d'inquiétude. C'est aussi le soin permanent accordé (à quelque chose).

49-Venir prendre son joug et recevoir ses instructions :

-Accepter son joug ou qu'il règne et domine sur moi (mon âme) (Matthieu11 verset 29 à 30);
-Recevoir ses instructions ou ses directives, ses recommandations (Matthieu 11 verset 29);
-Être instruit conformément à la vérité qui est en Jésus :
-à me dépouiller du vieil homme (Ephésiens 4 verset 20 à 22);
-à être renouvelés dans l'esprit de mon intelligence (Ephésiens 4 verset 23);
-à revêtir l'homme nouveau, créé selon Dieu (Ephésiens 4 verset 24);
-Et trouver du repos pour mon âme (Matthieu 11 verset 29).
Quelques définitions :
Le joug est l'assujettissement ou une contrainte d'ordre matériel ou moral Synonyme de domination.
Les instructions sont des recommandations ou des directives nécessaires à la réalisation d'une mission.

50-Prescriptions sur le sabbat

a-Prescription en cas de nécessité
Cas de famine :
-Arracher des épis et manger, en traversant des champs de blé un jour de sabbat (Matthieu12 verset 1 à 2 et 8) ;
*-Manger les pains de proposition, réservés aux sacrificateurs seuls, (*Lu *6:3 à 4) ;*
Cas du service dans le temple :
-Etre autorisé par la loi les jours de sabbat, à violer le sabbat sans se rendre coupable, dans le temple fait de mains d'hommes, cas des sacrificateurs. (Matthieu12 verset 3 à 5) ;
Cas de danger :
-Retirer l'homme, ou le mouton qui est tombé dans la fosse. (Matthieu 12 verset 9 à 12).
b-Prescriptions dans ce qui est plus grand.
Le temple du corps de Christ :
-Faire la volonté de Dieu en accomplissant ses œuvres le jour du sabbat, dans le véritable temple plus grand, le corps de Christ Jésus, qui est l'Eglise du Dieu Vivant, sans se rendre coupable. (Matthieu12 verset 5 à 6; Jean 2 verset 19 à 21 ; Ephésiens 2 verset 10) ;
-Plaire à Dieu en exerçant la miséricorde envers les nécessiteux au lieu de les condamner injustement le jour de sabbat. (Matthieu12 verset 1 à 2 et 8).

-Savoir que Dieu a fait le sabbat pour l'homme, et non l'homme pour le sabbat. (Marc 2 verset 27) ;
-Savoir que le fils de l'homme est maître (c'est-à-dire enseignant, modèle, propriétaire) et non esclave du sabbat. (Marc 2 verset 28) ;
-Savoir que le fils de l'homme selon la pensée de Dieu, c'est l'homme à son image, comme Jésus. (Jean 14verset 9 et Colossiens1verset 15 ; Genèse 1 verset 26 et 27) ;
-Reproduire, le jour du sabbat, comme Jésus fils de l'homme l'image de Dieu, en se reposant au septième jour de ses œuvres, comme Dieu s'est reposé des siennes. (Genèse 2 verset 1à 3 ; Hébreux 4 verset 9 à 10 ; Luc 4 verset 16) ;
-Faire le bien le jour du sabbat et non le mal comme par exemple :
Secourir en ce jour-là les animaux et bien plus encore l'homme en danger, au lieu de les laisser mourir. (Matthieu 12 verset 9 à 12) ;
Faire une guérison le jour du sabbat, contrairement à la pensée des chefs juifs. (Luc 13 verset 10 à 16) ;
Sauver une personne et non la tuer le jour de sabbat. (Luc 6 verset 6 à 11) ; (Marc 3 verset 1 à 5) ;
Détacher les liens de la captivité, délivrer de la puissance de Satan et guérir le jour du sabbat (Luc 13 verset 10 à 17) ; (Luc 14 verset 1 à 6) ;
-Etre disciple de Jésus, s'accomplir à ce sujet et être maître du sabbat comme lui. (Luc 6 verset 40):
-Etre imitateur de l'apôtre Paul, en copiant sa coutume ou ses habitudes le jour du sabbat, comme lui aussi l'a fait en imitant Jésus le Maître. (Luc 4 verset 16 à 21 et 31), (Marc 6 verset 2)
(1Corinthiens 11 verset 1), (Actes 17 verset 1 à 3; Actes 13 verset 14 à 16 et 42 à 44, Actes 16 verset 12 à 15) (Hébreux 4 verset 1 à 11).

51-Parler bien du Saint-Esprit

-Me garder de parler mal du Saint-Esprit.
(Matthieu12 verset 22 à 32); (Marc 3 verset 28 à 29); (Luc 12 verset 10), (Hébreux 10 verset 26 à 30) (première de Jean 5 verset 16 à 17).

52-Exprimer l'abondance de mon cœur

-Exprimer l'abondance de mon cœur en sachant que je serai jugé par mes paroles. (Matthieu 12 verset 34 à 37) ; (Luc 6 verset 45).
-Garder mon cœur pur et ne parler que ce que mon cœur pense. (Psaume 17 verset 3).

53-Recevoir la semence et porter des fruits :

-Entendre la parole de Dieu (la semence) avec un cœur honnête et bon, la comprendre, la retenir, et porter du fruit avec persévérance. (Matthieu 13 verset 23); (Luc 8 verset 15) ;
-Écoute la parole du royaume et la comprendre, afin que le malin n'enlève pas. (Matthieu 13 à 19) ;
-Entendre et recevoir la parole, s'y enraciner et persister pour ne pas chuter. (Matthieu 13 verset 20 à 21) ;
Recevoir la parole et l'élever au-dessus :
-des soucis du siècle ;
-de la séduction des richesses ;

-des plaisirs de la vie ;
-de l'invasion des convoitises, afin qu'elle fructifie et porte du fruit qui vienne à maturité. (Matthieu 13 verset 22), (Marc 4 verset 19), (Luc 8 verset 14) ;
-Prier pour que le Seigneur ouvre mon cœur et le rend attentif à sa parole. (Actes 16 versets 14) ;
-Recevoir la parole, et examiner les Écritures, pour voir si elle est exacte (Actes 17 verset11);
-Recevoir avec douceur la parole et la mettre en pratique au lieu de raisonner. (Jacques 1 verset 21 à 22).

54-Être la bonne semence

-Être la bonne semence (la parole faite chair) pour être fils du royaume de Dieu. (Matthieu13 verset 37 à 43).

55-Donner à manger :

*-Donner miraculeusement à manger à la foule. (*Matthieu14 verset 16) ; (Marc 6 verset 35) ; (2Rois verset 42 à 44) ;
-Présenter le peu qu'on a au Seigneur, rendre grâce à Dieu et distribuer. (Matthieu14 verset 17 à 19).

56-Honorer Dieu de cœur :

-Honorer Dieu de cœur en élevant sa parole et ses pensées au-dessus des traditions.
-Annuler ma tradition, au profit de la parole de Dieu, quand les deux s'opposent (Matthieu15 verset 6) ;
-Honorer Dieu et honorer aussi mes parents. (Matthieu 15 verset 4 à 6) ;
-Honorer Dieu en enseignant la parole et les commandements de Dieu. (Matthieu 15 verset 9), (Colossiens 2 verset 18 à 23) ;
-Enseigner aux autres en m'enseignant moi-même. (Romains 2 verset 21) ;
-Honorer Dieu en pratiquant sa parole, ses commandements (Romains 2 verset 21 à 24) ;
-Honorer Dieu et honorer mes parents en actions (offrandes et autres) et non en parole seulement (Marc 7 verset 11 à 13) ;
-Honorer mon père et ma mère en leur obéissant, selon le Seigneur (Ephésiens 6 verset 1 à 2).

57-Être vrai et pur :

-Me garder de l'hypocrisie et garder la parole de Dieu pur sans mélange. (Matthieu 16 verset 5 à 12) ;
-Avoir la foi et ne pas raisonner. (Matthieu 16 verset 8) ;
-Être intelligent, me rappeler et comprendre. (Matthieu 16 verset 9 et 12) ;
-Dire ce que je pense et être ce que je dis. (Matthieu 23 verset 1 à 5) ;
-Me garder du levain qui est l'enseignement et de l'hypocrisie et des pharisiens. (Luc 12 verset 1), (Matthieu 16 verset 12) ;
-Faire disparaître le levain de malice et de méchanceté (1Corinthiens 5 verset 7) ;
-Être une pâte nouvelle, sans levain, car Christ, notre Pâque, a été immolé (1Corinthiens 5 verset 7) ;
-Être un pain sans levain, la manifestation vivante de la vérité et de la pureté (1Corinthiens 5 verset 7) ;
-Célébrer la fête, avec les pains sans levain de la pureté et de la vérité (1Corinthiens 5 verset 8).

58- Déplacer l'obstacle

-Avoir la foi, aussi petite soit-elle, sans doute pour déplacer l'obstacle devant moi;
-Avoir de la foi, pour rendre l'impossible, possible. (Matthieu 17 verset 20) ;
-Parler avec foi aux arbres et aux montagnes, elles obéiront (Matthieu 21 verset 18 à 22), (Luc 17 verset 6) ;
-Parler, demander avec foi sans douter. (Jacques 1 verset 6) ;
-Demander avec foi par la prière, et recevoir (Matthieu 21 verset 22) ;
-Avoir foi en Dieu. Parler à l'obstacle, croire sans douter dans son cœur (Marc 11 verset 22 à 23) ;
-Imiter la foi d'Abraham (Romains 4 verset 19 à 21) ;
-Ajouter à ma foi la charité (1Corinthiens 13 verset 2).

59-Prier et jeuner

-Ajouter à la prière le jeûne pour venir à bout des esprits résistants (Matthieu 17 verset 15 à 21) ;
-Mettre fin à l'incrédulité et à la perversité, car Jésus ne le supporte pas. (Matthieu 17 verset 17) ;
-Parler sévèrement au démon comme le Maître (Matthieu 17 verset 18) ;
-Parler avec foi (Matthieu 17 verset 20)
-Prier et jeûner en cas de résistance (Matthieu 17 verset 21).

***60* -Honorer les autorités :**

-Payer les tributs et les impôts. (Matthieu 17 verset 24 à 27) ;
-Éviter le scandale à tout prix. (Matthieu 17 verset 27) ;
-Aller pêcher, et prendre dans la bouche du poisson, de quoi payer les impôts (Matthieu 17 verset 25 à 27) ;
-Être soumis aux autorités, par motif de conscience et non par crainte (Romains 13 verset 1 à 6) ;
-Rendre à César ce qui est à César, et à Dieu ce qui est à Dieu (Matthieu 22 verset 21) ;(Marc 12 verset 17) ;(Luc 20 verset 25) ;
-Rendre à tous ce qui leur est dû :
L'impôt à qui je dois l'impôt,
Le tribut à qui je dois le tribut,
La crainte à qui je dois la crainte,
L'honneur à qui je dois l'honneur.
(Romains 13 verset 7) ;
- Ne rien devoir à personne, si ce n'est de nous aimer les uns les autres (Romains 13 verset 8).

61- Conversion, humilité et royaume :

-Me convertir, et devenir comme les petits enfants pour entrer dans le royaume des cieux ;
-M'abaisser pour devenir comme un petit enfant (Matthieu 18 verset 1 à 3) ;(Luc 18 verset 16 à 17) ;
-Entrer dans le royaume en me convertissant pour ressembler à un enfant (Luc 18 verset 16 à 17) ;

-Me convertir et mettre fin à l'hypocrisie, afin d'entrer et laisser les autres entrer (Matthieu 23 verset 13) ;
-Me repentir et me convertir, pour que mes péchés soient effacés (Actes 3 versets 19).
-Être un enfant pour la malice, mais un homme fait à l'égard du jugement (1Corinthiens 14 verset 20).
La malice est l'intention moqueuse, railleuse ou ironique (d'une personne, d'une parole ou d'une action); c'est le penchant (d'une personne) à dire ou à faire des petites plaisanteries ironiques ou moqueuses aux dépens d'autrui; c'est aussi une intention malveillante ou méchante. Synonyme de méchanceté,
Malveillance, ruse, tour, ou astuce.

62-Humilité, service et grandeur :

-M'humilier, servir et être esclave afin d'être le premier et le plus grand. (Matthieu 18 verset 1 à 4) ;
-Me rendre humble comme un petit enfant pour être le plus grand (Matthieu 18 verset 1 à 4) ;
-Être le serviteur des frères, pour être le plus grand, dans le royaume (Matthieu 20 verset 25 à 26) ;
-Être l'esclave, le dernier et le serviteur de tous, pour être le premier (Matthieu 20 verset 27) ;(Marc 9 verset 33 à 35) ;
-M'abaisser et servir, afin d'être élevé et devenir le plus grand (Matthieu 23 verset 11 à 12) ;
-Estimer que c'est le plus petit et serviteur de tous, qui est grand (Luc 9 verset 46 à 48, Luc 22 verset 23 à 27) ;
-M'humilier et estimer les petits enfants et les recevoir au nom de Jésus (Luc 9 verset 47 à 48) ;
-Me revêtir, moi jeune d'humilité, et être soumis aux anciens (1Pierre 5 verset 5) ;
-M'humilier devant le Seigneur, et il m'élèvera au temps convenable (Jacques 4 verset 10), (1Pierre 5 verset 6).

63-Considérer les petits enfants :

-Me garder de mépriser, mais avoir de la considération pour les petits enfants (Matthieu18 verset 10) ;
-Recevoir et traiter avec beaucoup d'égard les petits enfants au nom de Jésus (Luc 9 verset 47 à 48).

64- Mariage sacré et honoré de tous.

Honorer le mariage (Hébreux 13 verset 4).
Le faire respecter de tous :
- respecter *de la belle-famille en ayant son accord, par la célébration coutumière et la dot* ;
- respecter *des autorités et des hommes par la célébration à l'état civil ;*
- respecter *de l'Eglise par la célébration religieuse.*
*Quitter mon père et ma mère, et m'attacher à ma femme (*Matthieu 19 verset 4 à 5) ;
-Devenir une seule chair par le premier acte sexuel de la nuit de noce. (Matthieu 19 verset 6) ;
-Préserver le lit conjugal de toute souillure (Hébreux 13 verset 4) ;
-Conserver les liens sacrés du mariage (Matthieu 19 verset 6) ;
-ne pas séparer ce que Dieu a uni (Matthieu 19 verset 6) ;

-Avoir chacun sa femme, et chaque femme son mari, pour éviter l'impudicité (1Corinthiens 7 verset 2) ;
-Rendre à ma femme ce que je lui dois, et que ma femme agisse de même envers moi son mari (1Corinthiens 7 verset 3) ;
-Soumettre mon corps à l'autorité de ma femme, et que ma femme agisse de même envers moi son mari (1Corinthiens 7 verset 4) ;
-Ne pas se priver l'un de l'autre, si ce n'est d'un commun accord pour un temps, afin de vaquer à la prière; puis retourner ensemble, *de peur que Satan ne nous tente par notre incontinence (1Corinthiens7 verset 5).*

65- Observer les commandements :

-Observer les commandements (selon la justice supérieure Matthieu 5 verset 20) pour entrer dans la vie. A savoir :
Ne pas tuer, mais aimer,
Ne pas commettre d'adultère; mais avoir le cœur pur,
Ne pas dérober, mais travailler de ses mains,
Ne pas dire de faux témoignage; mais dire et être la vérité,
Ne pas faire de tort à personne; mais faire aux autres ce que je veux qu'ils me fassent,
Honorer son père et sa mère,
Aimer son prochain comme soi-même (Matthieu 19 verset 16 à 19) ;(Marc 10 verset 17 à 19) ; (Luc 18 verset 18 à 20).

66-Vendre et donner, venir et suivre :

-vendre mes possessions, les donner aux pauvres pour être parfait et riche (Matthieu 19 verset 20 à 21);
-Puis venir et suivre Jésus (Matthieu 19 verset 21) ; (Marc 10 verset 20 à 21); (Luc 18 verset 21 à 22).

67- Me confier à Jésus et non à mes richesses :

- *Me garder de me confier dans mes richesses au risque d'accéder difficilement au royaume de Dieu, voire de ne même pas y accéder du tout ;*
-Obéir au maître et surmonter la difficulté, au lieu de s'affliger et partir (Matthieu 19 verset 21 à 22);
-Me confier au maître et faire ce qu'il me dit, pour surmonter la difficulté (Marc 10 verset 23 à 25).
Pour cela :
-renoncer à l'orgueil que suscitent les richesses ;
-mettre mon espérance en Dieu et non dans des richesses incertaines ;
-faire du bien, afin d'être riches en bonnes œuvres (Apocalypse 14 verset 13) ;
-avoir de la libéralité et de la générosité ;
-m'amasser ainsi pour l'avenir un trésor placé sur un fondement solide ;
-saisir la vie véritable (1Timothée 6 verset 17 à 19).

68-Quitter tout :

-Quitter tout à cause de Jésus et de la bonne nouvelle et recevoir au centuple en plus de la vie éternelle.

-Quitter sans inquiétude s'il le faut à cause de son nom:
*mes frères, ou mes sœurs,
*mon père, ou ma mère,
*ma femme, ou mes enfants,
*mes terres, ou mes maisons, (Matthieu 19 verset 27 à 30) ; (Marc 10 verset 28 à 31),
*ma propre vie, (Luc 17 verset 33).
Exemples de Jésus (Philippiens 2 verset 5 à 11) ; (2Corinthiens 8 verset 9) et de Paul (Philippiens 3 verset 7 à 8).
-Reçoive au centuple, présentement dans ce siècle-ci :
*des frères, des sœurs,
*des mères, des enfants,
*des maisons, et des terres, avec des persécutions,
*la vie éternelle dans le siècle à venir.
-Me souvenir de la femme de Lot (Luc 17 verset 32).

69- Aimer Dieu et mon prochain

-Avoir en vérité, pour unique Dieu, le Dieu d'Israël et l'aimer de tout mon cœur, de toute ma pensée, de toute mon âme et de toute ma force, et aimer mon prochain comme moi-même. (Matthieu 22 verset 36 à 40) ; (Marc 12 verset 28 à 34).

*Aimer Dieu c'est :
-Avoir ses commandements et les garder (Jean 14 verset 15 ; Jean 14 verset 21);
-Garder ses commandements, et demeurerer dans son amour (Jean 15 verset 10);
-Pratiquer ses commandements (Première épître de Jean 5 verset 2);
-Garder sa parole (Jean 14 verset 23; première épître de Jean 2 verset 5);
-Aimer mon frère (première épître de Jean 4 verset 20).

*Aimer Dieu consiste à :
-Garder ses commandements. Qui ne sont pas pénibles (première épître de Jean 5 verset 3);
-L'aimer parce qu'il m'a aimé le premier (Première épître de Jean 4 verset 19).
*Aimer son prochain comme soi-même c'est :
-Accomplir toute la loi (Galates 5 verset 14);
-Accomplir la loi royale (Jacques 2 verset 8).

*Aimer son prochain comme soi-même consiste à :
-Lui faire du bien et non du mal. (Romains 13 verset 10);
-Lui faire tout ce que je veux, que les hommes me fassent. (Matthieu 7 verset 12).
Aimer c'est aussi avoir un attachement profond pour (quelqu'un ou quelque chose) - chérir.

70- Faire et observer :

-Faire et observer ce que disent les scribes et les pharisiens sans agir selon leurs œuvres, (Matthieu 23 verset 1 à 7);
-Dire et faire, (Matthieu 23 verset 3);
-Faire et observer ce que disent Les scribes et les pharisiens, (Matthieu 23 verset 3);
-Faire toutes nos actions, pour être vus de Dieu et non des hommes (Matthieu 23 verset 5);
-Mettre sur les épaules des hommes, des fardeaux légers, (Matthieu 23 verset 4 ; Matthieu 11 verset 30);
-Être les modèles du troupeau, au lieu de les dominer, (1Pierre 5 verset 3);

-Aimer la dernière place dans les festins, et les derniers sièges dans les assemblées, (Matthieu 23 verset 6);
-Être un humble serviteur, au lieu de se faire appeler maître, (Matthieu 23 verset 7 ; 2Corinthiens 4 verset 5).

71- Un seul Maître, directeur et un seul Père :

-Ne pas se faire appeler maitre, directeur, ni appeler personne sur la terre père. (Matthieu 23 verset 8 à 10) ;
-Ne pas me faire appeler Rabbi; car un seul est notre Maître, le Christ (Matthieu 23 verset 8);
-Être maître en Christ, en enseignant selon le Seigneur Jésus-Christ (1Corinthiens 4 verset15);
-N'appeler personne sur la terre père; car le Père céleste seul est notre Père (Matthieu 23 verset 9);
-Être père en Christ, en engendrant en Jésus-Christ, par l'Évangile (1Corinthiens 4 verset 15);
-Ne pas me faire appeler directeur; car un seul est notre Directeur, le Christ (Matthieu 23 verset10);
-Être directeur en Christ, en dirigeant selon le Seigneur Jésus-Christ (1Thessaloniciens 5 verset 12 ; 1Timothée 5 verset17).

72- Pratiquer l'amour, la justice, la miséricorde, la fidélité et la dîme.

Pratiquer ce qui est plus important dans la loi savoir :
- la justice et l'amour de Dieu (Luc 11 verset 42);
- la miséricorde et la fidélité (Matthieu 23 verset 23) à l'exemple du bon samaritain (Luc 10 verset 30 à 37) et de (Matthieu 25 verset 33 à 40);
- Ne pas négliger la dîme. (Matthieu 23 verset 23), mais l'accomplir selon la justice supérieure et non selon la lettre. (Luc11 verset 42) ; (Matthieu 5 verset 20). Pour cela voici ce que le Maître attends des disciples.

1 - Prescriptions de Jésus le Maître :
-Manger et boire ce que l'on me donne, car l'ouvrier mérite son salaire. (Luc 10verset 3 à 7);
-Donner en offrande mon nécessaire, et non mon superflu. (Luc 21 verset 1 à 4) (Philippiens 2 verset 5 à 11);
Prescriptions de Jésus par le Saint-Esprit à travers Pierre (apôtre des circoncis) :
-Croire, n'être qu'un cœur et qu'une âme. (Actes 4 verset 32);
-Être dans le même lieu, et avoir tout en commun. (Actes 2 verset 44);
-Vendre propriétés et biens, (champs ou, maisons). (Actes 2 verset 45 ; Actes 4 verset 34);
-Apporter la totalité du prix de la vente. (Actes 4 verset 34);
-Le déposer aux pieds des apôtres. (Actes 4 verset 35 à 37);
-Partager le produit entre tous. Selon les besoin de chacun. (Actes 2 verset 45 ; Actes 4 verset 35);
-Vendre apporter une partie, mentir que c'est la totalité et mourir. (Actes 5 verset 1 à 11);

2 - Prescriptions de Jésus par le Saint-Esprit à travers Paul (apôtre des païens) :
-Annoncer l'évangile et vivre de l'évangile. (1corinthiens 9 verset 13 à 14) ;
-Éviter le désordre et s'éloigner de tout frère, qui vit dans le désordre. (2Thessaloniciens 3 verset 6 à 7);
-Travailler avant de manger. (2Thessaloniciens 3 verset 10 ; Actes 18 verset 3);
-Manger son propre pain, en travaillant paisiblement. (2Thessaloniciens 3 verset 8 à 12);
-Imiter le modèle de Paul, en travaillant, pour n'être à charge à personne. (2Thessaloniciens 3 verset 8 ; Actes 20 verset 31 à 35);

-Dépenser volontairement et se dépenser pour les autres. (2Corinthiens12 verset 13 à 18) ; (2Thessaloniciens 3 verset 6 à15).
Faire part de tous mes biens à celui qui m'enseigne. (Galates 6 verset 6) ;
Assister ceux qui nous ont fait part de leurs avantages spirituels (Romains 15 verset 26 à 27).
Semer et moissonner. (2Corinthiens 9 verset 6) (Galates 6 verset 7 à 10) ;
-Donner avec joie comme j'ai résolu en mon cœur, sans tristesse ni contrainte. (2 Corinthiens 9 verset 6 à 7);
-Suivre la règle d'égalité. (2Corinthiens 8 verset 13 verset 16) ; (Philippiens 2 verset 4).
Définitions :
Scribe: docteur juif qui enseignait et interprétait la loi de Moïse dans l'Antiquité.
Pharisien : dans la religion juive personne, attachée à l'observance des dix commandements bibliques- personne hypocrite dans la pratique de la religion ou de la morale.

73-Veiller et garder la lampe :

*-Veiller et garder ma lampe allumée. (*Matthieu 25 verset 1 à 13);
-Travailler à mon salut avec crainte et tremblement, en étant toujours obéissant. (Philippiens 2 verset 12 à 13);
-Faire toutes choses sans murmures ni hésitations, (Philippiens 2 verset 14);
-Briller comme des flambeaux dans le monde, portant la parole de vie (Philippiens 2 verset12 à16).

74-Pendant la grande détresse qui précède la seconde venue de Christ. (Matthieu 24) ; (Marc 13) ; (Luc 21 verset 5 à 38).

Ce que Jésus a prescrit :
-Être entièrement persévérante pour être sauvé. (Matthieu 24 verset 13);
-Lire avec attention la prophétie biblique. (Matthieu 24 verset15 ; Apocalypse1 verset 3) (2Pierre 2 verset19);
-Fuir des villes vers les montagnes, ne pas retourner pour prendre quoi que ce soit, prier (Matthieu 24 verset16 à 20);
-Ne pas se laisser séduire et courir après le faux Christ et les faux prophètes. (Matthieu 24 verset 21 à 27) ;
- Ne pas être troublé par les guerres et bruits de guerres, et autres tremblements de terre : ce n'est pas encore la fin. (Marc 13 verset 5 à 8 ; Matthieu 24 verset 6 à 7 ; Luc 21 verset 9 à 11);
-Ne pas préméditer sa défense lorsqu'on sera livré, car le Saint-Esprit parlera en nous. (Marc 13 verset 9 à 11 ; Luc 21 verset 14 à 15);
-Veiller et se tenir prêt dans sa tâche. (Matthieu 24 verset 24 à 47 ; Marc 13 verset 34 à 37 ; Luc 12 verset 35 à 48);
-Connaître la volonté de mon maître, me préparer et agir selon sa volonté. (Luc12 verset 47 à 48);
-Savoir discerner les temps, et de nous-mêmes ce qui est juste. (Luc 12 verset 54 à 57);
-Être sur mes gardes. Veiller et prier. (Marc 13 verset 23 et 31 à 33);
-Prendre garde à moi-même et veiller sur mon cœur afin que ce jour ne me surprenne ;
-Veiller et prier en tout temps afin d'avoir la force d'échapper et de paraître debout devant Jésus-Christ. (Luc 21 verset 25 à 36);
-Observer l'accomplissement des signes donnés, pour savoir que le fils de l'homme est proche, à la porte. (Marc 13 verset 28 à 29).

75- **Être un serviteur utile et non paresseux :**

-Être un serviteur utile, mettre en valeur et faire fructifier les talents que le Seigneur m'a donnés et me garder de la paresse. (Matthieu 25 verset 14 à 30);
-Être un serviteur utile au Maître. (Matthieu 25 verset 16 à 17);
-Faire valoir et fructifier les biens qu'il met à notre disposition. (Matthieu 25 verset 20 à 23);
-Éviter de mépriser, de négliger, de cacher ou de dilapider le capital reçu. (Matthieu 25 verset 24 à 25);
-Se mettre au travail au lieu d'avoir des préjugés et être paresseux. (Matthieu 25 verset 26 à 27).

76- **Exercer la miséricorde**

Prescription de Jésus aux nations.
Au lieu de s'allier au dragon, à la bête et au faux prophète, pour combattre Jésus-Christ et ses frères (Apocalypse 16 verset 13 à 14) ;
Exercer plutôt des actes de miséricorde envers eux (Matthieu 25 verset 31 à 46). Ceci en :
Leur donnant à manger et à boire quand ils ont faim et soif ;
Les recueillant quand ils sont étrangers ;
Leur donnant des vêtements quand ils sont nus ;
Les visitant quand ils sont malades ou en prison.
En assistant et secourant ceux qui sont blessés et en danger. (Luc10 verset 25 à 37).
Les frères de Jésus : sont semblables à l'image de Jésus et font la volonté de son Père.
Être appelé et prédestiné à être semblable à l'image de Jésus, pour être son frère. (Romains 8 verset 29);
Faire la volonté du Père céleste, pour être frère de Jésus-Christ. (Matthieu 12 verset 48 à 50).

77- **Faire des bonnes actions**

Saisir toute occasion de faire une bonne action :
-Faire des actions bonnes et de valeur à l'égard de Christ (Matthieu 26 verset 6 à 10);
-Faire non seulement l'aumône, mais aussi prendre soin du corps de Christ (Matthieu 26 verset 11 à 12);
-Encourager ceux qui investissent pour le Christ, au lieu de leur faire de la peine (Matthieu 26 verset 8 à 10);
-Apprendre à pratiquer de bonnes œuvres (Tite 3 verset14);
-M'appliquer à pratiquer de bonnes œuvres (Tite 3 verset 8);
-Obéir et être prêt à toute bonne œuvre (Tite 3 verset1);
-Pratiquer les bonnes œuvres, que Dieu a préparées d'avance pour moi (Ephésiens 2 verset10);
-Être comblé et avoir en abondance pour toute bonne œuvre (2Corinthiens 9 verset 8).

78-Obéir, faire et non trahir :

-Obéir et faire ce que le maître ordonne au lieu de le trahir. (Matthieu 26 verset 14 à19);
-Obéir et faire ce que le maître ordonne. (Matthieu 26 verset 17 à 19);
-Ne pas trahir Jésus-Christ de peur d'être maudit. (Matthieu 26 verset 14 à 16 et 21 à 25).

79- **Prendre les symboles du corps et du sang de Jésus-Christ**

-Prendre, manger le pain et boire le vin, symboles du corps et du sang de Jésus-Christ ;
(Matthieu 26 verset 26 à 28) ; (1Corinthiens11 verset 20 à 34);
-Prendre et manger le pain symboles du corps de Jésus-Christ. (Matthieu 26 verset 26)
-Prendre et boire le vin, symbole du sang de Jésus-Christ. (Matthieu 26 verset 27 à 28);
-Boire de nouveau avec Jésus-Christ dans le royaume de son Père. (Matthieu 26 verset 29).

***80*-Veiller et prier et être debout**

-Veiller et prier, afin de ne pas tomber dans la tentation (Matthieu 26 verset 41).

***81*-Remettre l'épée :**

-Remettre mon épée en place. (Matthieu 26 verset 51 à 54);
-Ne pas prendre mon épée, afin de ne pas périr par l'épée. (Matthieu 26 verset 52 ; Apocalypse13 verset10);
-Renoncer à mon propre système et capacité de défense. (Matthieu 26 verset 53);
-Me revêtir de toutes les armes de Dieu, car le combat est spirituel. (Ephésiens 6 verset 10 à 18);
-Laisser la parole de Dieu, qui est l'épée de l'esprit, s'accomplir et agir. (Matthieu 26 verset 54);
-Marcher sur les traces de Jésus en acceptant souffrir pour accomplir la parole. (1Pierre 2 verset 21);
-Surmonter et vaincre le mal par le bien. (Romains 12 verset 19 à 21 ; 1Pierre 3 verset 9).

***82*-Annoncer aux frères :**

-Ne pas craindre mais aller dire à mes frères;
-Rencontrer et avoir une expérience personnelle avec Jésus-Christ. (Matthieu 28 verset 9);
-Aller annoncer sa bonne nouvelle aux frères. (Matthieu 28 verset 9 à 10 ; Jean 20 verset 17).

B-Révélation des prescriptions des paroles de Jésus Dans l'évangile de Marc

1-**Être attentif :**
-Prendre garde à ce que j'entends car on me jugera plus sévèrement. (Marc 4 verset 24 à 25);
-Recevoir la parole avec beaucoup d'empressement;
-Examiner les Écritures, pour vérifier que la parole reçue est exacte, (Actes 17 verset11);
-Ne pas ajouter foi à tout esprit; mais les éprouver, pour savoir s'ils sont de Dieu, (première épître de Jean 4 verset 1 à 3);
-S'attacher aux choses entendues, et ne pas être emporté loin d'elles. (Hébreux 2verset1 à 4);
-Avoir afin de recevoir davantage et ne pas perdre ce j'ai. (Marc 4 verset 25).

2-**Rendre témoignage dans la maison :**
-Aller dans ma maison et raconter ce que le Seigneur a fait pour moi, (Marc 5 verset 18 à 20);
-Aller dans la ville et témoigner (Jean 4 verset 29).

3-**Remplacer la peur par la foi**

-Avoir la foi et non la peur.
(Marc 4 verset 35 à 41) ;(Matthieu 8 verset 26) ;(Luc 8 verset 25).

4- **Croire et rendre tout possible**

-Croire au lieu de craindre, et tout devient possible.
(Marc 5 verset 35 à 36 ; Marc 9 verset 23), (Marc 9 verset 23 ; Matthieu 9 verset 28 à 29) ; (Romains 4 verset18).

5- **Sommeil et non la mort**

-Ne pas pleurez car c'est le sommeil et non la mort. (Marc 5 verset 38 à 42).
Illustrations :
-Jésus et le fils de la veuve de Naïn (Luc 7verset 14) ;
-Jésus et Lazare (Jean 11 verset 11 à 14);
-Pierre et Tabitha (Actes 9 verset 40);
-Paul et Eutychus (Actes 20 verset 9 à 11);
-Eli et le fils de la veuve de Sarepta (1Rois 17 verset 21 à 22)
-Élisée et le fils de la Sunamite. (2Rois 4 verset 33 à 36);
-Ne pas être ignorant afin de ne pas s'affliger au sujet de ceux qui dorment. (1Thessaloniciens 4 verset 13 à 14);
-Croire que Jésus est mort et qu'il est ressuscité des morts, (1Thessaloniciens 4 verset 13);
-Croire aussi que Dieu ramènera par Jésus et avec lui ceux qui sont mort. (1Thessaloniciens 4 verset 13 à17);
-Se consoler les uns les autres par ces paroles. (1Thessalociens 4 verset 18).

***6-* Être méprisé et mal reçu des siens**

-Être méprisé et mal reçu par ceux qui m'ont connu dans la chair.
(Matthieu 6 verset 1 à 4) ;(Luc 4 verset 24).

7- **Prendre le strict nécessaire**

-Ne rien prendre pour la mission si ce n'est le strict nécessaire.
(Matthieu 6 verset 7 à 13) ; (Luc 8 verset 1 à 6 ; Luc 22 verset 35 à 38).

***8-* Le repos**

-Me reposer (Matthieu 6 verset 30 à 31).

***9-* Être rassuré et vaincre la peur**

-Me rassurer, que c'est le Maître, ne pas avoir peur!
(Matthieu 6 verset 49 à 50), (Matthieu 14 verset 27 ; Esaïe 43 verset 2).

10-Être vrai et respecter Dieu

-Me garder de l'hypocrisie et respecter Dieu dans mon cœur. Matthieu 7 verset 6 ; Matthieu 23 verset 14 ; Tite 1 verset 16 ; 2Tite 3 verset 5).

11-Élever Dieu au-dessus des hommes

-Élever le commandement de Dieu au-dessus des commandements des hommes et de la tradition. (Matthieu 7 verset 7 à 13 ; Colossiens 2 verset 20 à 22).

12-Être attentif, intelligent et retenir

-Avoir des oreilles pour entendre, écouter et comprendre. Une mémoire qui retient. (Marc 7 veste 14 à 16 ; Marc 8 verset 15 à 21).

13-Rassasier les enfants

-Laisser d'abord les enfants se rassasier. (Marc 7 verset 26 à 29)

14-Concevoir les choses de Dieu

-Concevoir les choses de Dieu, avoir sa pensée. (Marc 8 verset 31 à 33) ; (Matthieu 16 verset 21 à 23).

15-Perdre sa vie et sauver son âme

-Perdre sa vie à cause de Jésus et de la bonne nouvelle, sauver son âme à tout prix. (Marc 8 verset 34 à 37), (Actes 20 verset 24 ; Actes 21 verset 13).

16-Chasser les démons et faire des miracles

-Ne pas empêcher de chasser les démons, de faire des miracles au nom de Jésus. (Marc 9 verset 38 à 39 ; (Matthieu 7 verset 22 à 23) ; (Philippiens 1 verset 18).

17- Le sel et la paix

-Avoir le sel en soi et être en paix. (Marc 9 verset 49 à 50); (Lévitique 2 verset 13 ; (Romains 12 verset18).

18- Sur l'adultère

-Divorcer d'avec ma femme et épouser une autre, c'est commettre un adultère ;
-Quitter mon mari et épouser un autre, c'est commettre un adultère ;
-Épouser une femme ou un mari répudié, c'est commettre un adultère;
-Regarder une femme pour la convoiter, c'est commettre adultère dans son cœur (Marc 10 verset 11 à 12), (Luc 16 verset 18), (Matthieu 5 verset 28) ; (Romains 7 verset 1 à 3).

19-Laisser les petits enfants venir à Jésus et être comme eux

-Laisser les petits enfants venir à Jésus. Recevoir le royaume comme un petit enfant. (Marc 10 verset 13 à 16) ; (Luc 18 verset 15 à 17).

20- Savoir ce que je demande

-Savoir ce que je demande par l'aide du Saint-Esprit. (Marc 10 verset 36 à 40) ; (Romains 8 verset 26).

21-Servir et se sacrifier

Servir et se sacrifier pour les autres au lieu de tyranniser, dominer et être servi. (Marc 10 verset 42 à 45).

22- Purifier la maison du Père :

-Faire de la maison de Dieu une maison de prière. (Marc 11 verset 15 à 17) ;
-Savoir que mon corps est la maison de Dieu, le temple du Saint-Esprit. (Jean 2 verset 13 à 16 et 20 à 21); (Ephésiens 2 verset 22 ; 1Corinthiens 3 verset 16);
-Purifier cette maison de tout ce qui le souille (Marc 7 verset 21 à 23).

23-Parler avec foi et dégager l'obstacle
-Avoir foi en Dieu, parler à l'obstacle sans douter dans son cœur et il disparaîtra. (Marc 11 verset 22 à 23).

24-Demander, croire, pardonner et recevoir

-Demander toute chose en priant, croire qu'on l'a reçue, et pardonner à celui qui nous a offensé et elle se réalisera. (Marc 11 verset 23 à 26).

25-Honneur et gloire divine, soutien, vérité et authenticité :

-Rechercher l'honneur et la gloire qui viennent de Dieu et non des hommes ;
-Pourvoir aux besoins de la veuve au lieu de la dépouiller ;
-Faire des prières vraies et authentiques et non apparentes et longues (Marc 12 verset 38 à 40).

26-Offrir à Dieu son nécessaire

-Offrir à Dieu son nécessaire et non son superflu (Marc 12 verset 41 à 44) ; (Luc 21 verset 1 à 4).

27-Prescription après sa résurrection :

-Aller dans le monde entier prêcher la bonne nouvelle à toute la création;
-Croire et être baptisé pour être sauvé (Marc 16 verset 15 à 16).

28-Prescriptions à ceux qui ont cru en son nom :

-Chasser les démons au nom de Jésus ;
-Parler de nouvelles langues ;
-Saisir des serpents ;
-Ne ressentir aucun mal en buvant quelque breuvage mortel ;
-Imposer les mains aux malades afin qu'ils soient guéris
(Marc 16 verset 17 à 20).

C- Révélation des prescriptions des paroles de Jésus Dans l'évangile de Luc

1-Adoration et service total

-Adorer le Seigneur, mon Dieu, le servir lui seul. (Luc 4 verset 5 à 8)

2-Obéir et agir sur parole et réussir

-Obéir et agir sur la parole de Jésus pour réussir là où j'ai échoué. (Luc 5 verset 1 à 7)

3-Devenir un pêcheur d'hommes

-Ne pas craindre mais devenir désormais un pêcheur d'hommes. (Luc 5 verset 8 11), (Matthieu 13 verset 47 à 50).

4-Pardon et guérison par la foi

-Venir à Jésus-Christ, recevoir, par la foi en lui, le pardon et la guérison. (Luc 5 verset18 à 25).

5-Jeûner quand il faut

-Jeûner quand l'époux n'est pas là. (Luc 5 verset 33 à 35), (2Corinthiens 11 verset 2).

6-Être pacifique et non violent :

-Présenter l'autre joue à celui qui me frappe ;
-Ne pas empêcher à celui qui veut prendre ma veste de prendre aussi ma chemise. (Luc 6 verset 29).

7-Donner et ne pas réclamer

- Donner à quiconque me demande, et ne pas réclamer mon bien à celui qui s'en empare.
(Luc 6 verset 30); (Proverbes 3 verset 27 à 28) ; (Esaïe 58 verset 7 à 10).

8-Marquer la différence :

- Aimer aussi ceux qui ne m'aiment pas ;
- Faire aussi du bien à ceux qui ne me le font pas ;
- Prêter sans espérer recevoir la pareille.

Bref être fils du Très-Haut en faisant comme lui. (Luc 6 verset 33 à 36).

9-Être un conducteur qui voit clair

- Ne pas être un conducteur aveugle. (Luc 6 verset 39)

10 -S'humilier, s'accomplir et être comme le maître

- Ne pas m'élever au-dessus du Maître mais m'accomplir pour être comme lui. (Luc 6 verset 40), (Jean15 verset 20)

11- Invoquer le Seigneur et pratiquer sa parole

-invoquer le Seigneur tout en mettant sa parole en pratique. (Luc 6 verset 46 à 49).

12- Aimer à la dimension du pardon

- Beaucoup aimer le Seigneur parce qu'il m'a beaucoup pardonné.
(Luc 7 verset 37 à 48), (Ephésiens 6 verset 24).

13- Connaître le mystère du royaume et comprendre

- Recevoir la connaissance du mystère du royaume pour comprendre les choses du royaume.
(Luc 8 verset 10), (Matthieu 11 verset 25); (1Corinthiens 2 verset 7 à 11), (Ephésiens 3 verset 3 à 6); (Colossiens1 verset 26 à 28 et 2 verset 1 à 3).

14-Écouter la parole de Dieu :

- La garder afin que le diable ne vienne pas l'enlever ;
- croire et s'enraciner en elle afin de ne pas succomber au moment de la tentation ;
- veiller à ce qu'elle ne soit pas étouffée afin de porter des fruits mûrs ;
- avec un cœur honnête et bon, la retenir, et porter du fruit avec persévérance (Luc 8 verset 11 à 15).

15-Mettre la lampe allumée sur le chandelier :

- Lorsque par la foi la vie contenue dans la parole de Dieu est manifestée, cette vie qui est la lumière ne doit pas seulement se manifester dans mon esprit (avoir la pensée ou l'idée de) et dans mon âme (avoir le désir ou le sentiment de) qui sont des endroits cachés à la vue des hommes, mais se matérialiser dans mon corps afin de se manifester dans le monde physique ou les hommes peuvent voir et être éclairés ;
- Mon esprit et mon âme ne resteront pas toujours des endroits cachés mais le moment vient ou tout ce que j'ai caché et tous mes secrets seront connus et mis au jour ;
- Prendre garde à ma manière d'écouter afin d'avoir davantage et ne pas perdre ce que j'ai. (Luc 8 verset 16 à 18 et 12 verset 1 à 4) ; (Matthieu 13 verset 19).

16-Pratiquer la parole de Dieu et être mère et frères de Jésus

Écouter la parole de Dieu, et la mettre en pratique pour être mère et frères de Jésus. (Luc 8 verset 19 à 21).

17- Tirer la force qui guérit et sauve

-Faire sortir de Jésus, par ma foi, la force qui guérit et qui sauve.
(Luc 8 verset 43 à 48), (Matthieu 9 verset 20 à 22). Exemple : Actes 3 verset 2 à 8 et16).

18-Renoncer au moi et porter la croix

-Renoncer à ma vie. Porter ma croix et suivre Jésus (Luc 9 verset 22 à 23). Exemples : (Matthieu 4 verset 18 à 22) ; (Luc 5 verset 27 à 28) ; (Romains 8 verset 13) ; (Colossiens 3 verset 5) ; (Tite 2 verset 11 à 13) ; (Galates 6 verset 14 et 2 verset 20).

19-Perdre tout et être sauvé :

-Désirer sauver sa vie, c'est la perdre mais la perdre à cause de Jésus c'est la sauver ;
-Accepter de tout perdre pour ne pas se perdre soi-même ;
(Luc 9 verset 24 à 25) ; (Jean 1 verset 25) ; (Actes 20 verset 23) ; (Hébreux 11 verset 35).

20-Être fier de Jésus et de ses paroles

-Être fier de Jésus et de ses paroles pour éviter la honte quand il viendra dans sa gloire. (Luc 9 verset 26), (Romains1 verset 16) ; (2Timothée 1 verset 11 à 12); (1Pierre 4 verset 14 à 16).

21-Ne pas être contre, c'est être pour

-Qui n'est pas contre moi est pour moi (Luc 9 verset 49 à 50) ; (Matthieu 7 verset 21 à 23) ; (Philippiens 1 verset 18) ; (1Corinthiens 12 verset 3).

***22*-Esprit de sauver et non de perdre**

-Être animé de l'esprit de sauver les âmes des hommes et non de les perdre. (Luc 9 verset 51 à 56); (Matthieu 16 verset 22 à 23).

23-Suivre Jésus c'est :

-Être pèlerin sans lieu de repos fixe ;
-Aller annoncer le royaume de Dieu et laisser les morts enterrer leurs morts ;
-M'engager sans plus retourner en arrière (Luc 9 verset 57 à 62) ; (Jean 6 verset 60 et 66).

24-Écouter Jésus et le Père à travers ses envoyés

-Écouter les envoyés de Jésus car les écouter, c'est écouter Jésus et le Père lui-même. (Luc 10 verset 16) ; (1Thessaloniciens 4 verset 8).

***25*-Se réjouir du nom écrit dans les cieux**

-Se réjouir de ce que mon nom est écrit dans les cieux et non de la manifestation de la puissance (Luc 10 verset 18 à 20).

***26*-Connaître le Père**

-Connaître le Père par la révélation du fils. (Luc10 verset 22) ; (Jean1verset18) ; (2Corinthiens 4 verset 6), (première épître de Jean 5 verset 20) ; (2Jean 1 verset 9).

27-Faire et vivre

-Faire ce qui est écrit dans la loi et vivre. (Luc 10 verset 25 à 28) (Romains 3 verset 19 ; Romains 10 verset 4) ; (Galates 3 verset12).

***28*-Exercer la miséricorde**

-Exercer la miséricorde envers son prochain. (Luc10 verset 29 à 37).

29-Choisir la bonne part

-Choisir la bonne part, écouter la parole du Seigneur. (Luc10 verset 38 à 42).

30-Être fort et bien armé

-Être fort et bien armé dans le Seigneur, afin de sécuriser ma maison et mes possessions et même dépouiller l'ennemi. (Luc 11 verset 17 à 22).

31-Assembler avec Christ

-M'unir à Christ pour assembler avec lui, afin que l'ennemi n'envahisse pas ma maison. (Luc 11 verset 23 à 26).

32-Donner l'intérieur en aumônes et être pur

-Donner en aumônes ce qui est dedans afin que toutes choses soient pures. (Luc 11 verset 37 à 41).

33- Aux docteurs :

-Ne pas enseigner ce que nous sommes incapables nous-mêmes de pratiquer ;
-Ne pas perpétrer les erreurs de nos prédécesseurs ;
-Entrer soi-même tout en laissant aux autres la possibilité d'entrer (Luc 11 verset 45 à 52).

34-Confesser sans crainte Jésus devant les hommes

-Confesser Jésus devant les hommes sans crainte car Dieu veille même sur mes cheveux (Luc 12 verset 4 à 9) ; (Romains 10 verset 9 à 10) ; (2Timotthée 2 verset 12) ;(1Jn 2:23).

***35*-Être généreux et non avare**

-Veiller afin de ne pas être avare car ma vie ne dépend pas de mes biens, mais de Dieu. (Luc 12 verset 15 à 20).

36-Être riche pour Dieu

-Ne pas amasser pour moi-même et être riche pour Dieu (Luc12 verset 21) ; (1Timothée 6 verset 6 à 10) ; (Hébreux 13 verset 5).

37-Chercher sans crainte le royaume

-Chercher sans crainte le royaume que le Père a jugé bon de donner au petit troupeau. (Luc 12 verset 31 à 32).

38-Se faire une bourse et un trésor dans les cieux

-Vendre ce que je possède et le donner en aumônes et me faire ainsi une bourse qui ne s'use point et un trésor inépuisable dans les cieux où mon cœur s'élève, pour être et demeurer. (Luc 12 verset 33 à 34).

39-Serrer la ceinture et garder la lampe allumée, veiller et se tenir prêt

-serrer ma ceinture et garder ma lampe allumée, veiller et me tenir prêt pour accueillir mon Maître Jésus-Christ lorsqu'il reviendra. (Luc 12verset 35 à 40) ; (Ephésiens 6 verset14) ; (Philippiens 2 verset14 à 16).

40-Être un économe

-Être un économe fidèle et prudent qui se tient à sa tâche. (Luc 12 verset 41 à 48).

41-Être séparé

-Être séparé à cause du feu de Jésus (Luc 12 verset 49 à 53).

42-Fertiliser et couper les arbres stériles

-Utiliser l'engrais naturel pour fertiliser le sol et supprimer les arbres qui ne produisent pas (Luc 13 verset 6 à 9).

43-S'abaisser, S'humilier et être élevé

-M'abaisser, m'humilier afin d'être élevé au temps convenable. (Luc 14 verset 7 à 11) ; (Philippiens 2 verset 5 à 11).

44- Inviter ceux qui ne peuvent le rendre

-Inviter à mes festins ceux qui ne sont pas capables de me le rendre. (Luc 14 verset 12 à 14).

45-Élever l'appel de Dieu au-dessus de mes activités

-Élever l'appel de Dieu au-dessus de mes activités pour avoir part au repas céleste. (Luc 14 verset 15 à 24) ; (Luc 22 verset 28 à 30).

46-Aller à la rechercher de la brebis perdue

-Laisser le troupeau et aller, rechercher, trouver et ramener avec joie la brebis perdue, se réjouir avec ami et voisin. (Luc 15 verset 1 à 7) ; (Matthieu 18 verset 11à13) ; (Jn10 verset 16 et 26 à 28).

47-Chercher la drachme perdue

-Allumer une lampe, balayer la maison, et chercher avec soin, jusqu'à retrouve la drachme perdue puis se réjouir avec amies et voisins (Luc15 verset 8 à10).

48-Accueillir le fils prodigue

-Éprouver de la compassion pour le fils prodigue, courir à sa rencontre avec affection le revêtir de la plus belle robe, lui mettre l'anneau au doigt et des souliers aux pieds puis se réjouir au son de la musique et des danses (Luc15 verset 11 à32).

49- Servir un seul maître

-Servir mon maître seul avec prudence et une entière fidélité (Luc16 verset 1 à 13).

50-Être juste devant Dieu et entrer dans le royaume

-Chercher à être juste non devant les hommes mais devant Dieu et user de violence pour entrer dans son royaume. (Luc 16 verset 14 à 16 ; Luc 18 verset 11; Luc 20 verset 20); (Romains3 verset 20; (Jacques 2 verset 22 à25).

51-Être généreux et prendre soins des pauvres

-Me garder dans ma richesse d'être avare, de mépriser et négliger le pauvre (comme Lazare), mais prendre soin de lui (Luc 16 verset 14 et 19 verset 31).

52-Changer l'ordre naturel

-Avoir la foi aussi petite qu'un grain de sénevé pour changer l'ordre naturel des choses. (Luc 17 verset 5 àv6) ; (Philippiens 4 verset 13).

53-Être un serviteur inutile

-Me considérer comme un serviteur inutile lorsque j'ai fait mon devoir et ne pas attendre qu'on le reconnaisse. (Luc17 verset 7 à 10).

54-Être reconnaissant et donner gloire à Dieu

-Avoir la foi, être reconnaissant et donner gloire à Dieu pour être sauvé. (Luc17 verset 11 à 19) .

55-Ouvrir ma maison au salut

-Ouvrir ma maison au salut en y accueillant le Christ. (Luc 19 verset 1 à 10).

56- Gérer fidèlement, faire valoir et fructifier

-Laisser Jésus régner sur moi et gérer fidèlement, faire valoir et fructifier les biens qu'il m'a confiés en attendant son retour. (Luc19 verset 11 à 27)

57- Connaitre les choses qui appartiennent à la paix

-Chercher à connaitre les choses qui appartiennent à ma paix afin d'éloigner l'ennemi. (Luc19 verset 41 à 44).

58-Prescription sur la sainte cène.

-En mémoire de Jésus-Christ, prendre du pain rendre grâce, ensuite le rompre et le donner de même que la coupe, comme symboles de son corps et de son sang. (Luc 22 verset 19 à 20) ; (1Corinthiens11 verset 23 à 34).

59-Persévérer avec Christ dans ses épreuves

-Persévérer avec Christ dans ses épreuves afin qu'il dispose en ma faveur le royaume (Lu22:28-30).

60-Affermir les frères

-Se convertir pour affermir les frères. (Luc 22 verset 31 à 34).

61-S'humilier au lieu de se surestimer

-Se fier à ce que le Maître a dit et s'humilier au lieu de se surestimer au risque de le renier (Luc 22 verset 31 à 34 et 54 à 62).

62-Pleurer sur moi-même

-Pleurer sur moi-même et non sur lui (Luc 23 verset 26 à 31).

63-Être intelligent et croire

-Être intelligent avec un cœur prompt à croire ce qu'ont dit les prophètes (Luc 24 verset 23à 25).

64-Être rassuré, Christ est ressuscité en chair et os

-Ne plus être troublé par la pensée que Christ est ressuscité esprit mais être rassuré du fait qu'il est plutôt ressuscité en chair et os (Luc 24 verset 36 à 42), (2Jean1 verset 7).

65-Être revêtu de la puissance d'en haut

-Rester dans la ville jusqu'à ce que vous soyez revêtu de la puissance d'en haut (Luc 24 verset 45-49).

D- Révélation des prescriptions de Jésus dans l'évangile de Jean

1-Devenir enfant de Dieu

-Recevoir la lumière (la vie contenue dans la parole), croire en elle et la connaître afin qu'elle nous éclaire et nous donne le pouvoir de devenir enfant de Dieu, né de Dieu et par sa volonté (Jean1 verset 1 à 13).

2Croire pour voir de grandes choses

-Croire pour voir de grandes choses comme le ciel ouvert et les anges de Dieu montant et descendant sur le fils de l'homme (Jean 2 verset 45 à 51).

3-Suivre les directives du maître

-Suivre les directives du maître pour obtenir des résultats extraordinaires (Jean 2 verset 1 à 11).

4-Purifier la maison du père

-Purifier la maison du père et ne pas en faire un lieu de commerce (Jean 2 verset 13 à 17).

5-Détruire le temple

-Présenter le miracle de la mort et de la résurrection (Jean 2 verset 18 à 22).

6- Naître de nouveau

-Naître de nouveau, d'eau et d'esprit pour voir et entrer dans le royaume des cieux (Jean 3 verset 1 à 8).

7-Recevoir le témoignage de Jésus et croire en lui

-Recevoir le témoignage de Jésus et croire en lui pour avoir la vie éternelle et ne pas être jugé (Jean 3 verset 10 à 18 et 36).

8-Préférer la lumière aux ténèbres

-Préférer la lumière aux ténèbres en renonçant au mal, pour échapper au jugement (Jean 3 verset 19 à 20).

9-Venir à la lumière

-Venir à la lumière en agissant selon la vérité et manifester les œuvres de Dieu (Jean 3 verset 21).

10- Demander à Jésus de l'eau vive

-Demander à Jésus de l'eau vive afin de ne plus avoir soif et devenir une source d'eau jaillissante jusques dans la vie éternelle (Jean 4 verset 3 à 19).

11-Être un vrai adorateur

-Être un vrai adorateur qui adore Dieu en esprit et en vérité (Jean 4 verset 20 à 24).

12-Faire la volonté de Dieu et accomplir ses œuvres

-Faire de la volonté de Dieu et de l'accomplissement de ses œuvres, ma nourriture préférée (Jean 4 verset 31 à 34).

13-Cesser de repousser le temps de la moisson

- lever les yeux, et regarder les champs qui déjà blanchissent pour la moisson (Jean 4 verset 35).

14-Moissonner le travail des autres et me réjouir avec eux

Moissonner sans travailler et entrer dans le travail des autres (Jean 4 verset 36 à 38).

15- Croire sans avoir vu

-Croire sans avoir vu les miracles et les prodiges (Jean 4 verset 46 à 54).

16 -Arrêter de pécher

- Arrêter de pécher après avoir été guéri pour éviter le pire (Jean 5 verset 2 à 14).

17 Honorer le fils

-Honorer le fils comme j'honore le Père (Jean 5 verset 19 à 23).

18 Croire en Dieu par Jésus

-Croire en Dieu à travers la parole de Jésus et avoir la vie éternelle et échapper au jugement en passant de la mort à la vie (Jean 5 verset 24).

19 Entendre la voix du fils de Dieu et vivre

-Entendre, moi qui suis mort, la voix du fils de Dieu et vivre (Jean 5 verset 25 à 26).

20-Faire le bien

-Faire le bien afin de ressusciter pour la vie (Jean 5 verset 27 à 29).

21- Croire à l'envoyé de Dieu

-Croire à l'envoyé Dieu pour que sa parole demeure en moi (Jean 5 verset 30 à 38).

22 -Venir à Jésus

-Venir à jésus pour avoir la vie au lieu de sonder les écritures (Jean 5 verset 39 à 40).

23-Avoir l'amour de Dieu et recevoir son envoyé.

-Avoir en moi l'amour de Dieu et recevoir celui qui vient au nom du Père et non de lui-même (Jean 5 verset 42 à 43).

24-Rechercher la gloire qui vient de Dieu seul

Rechercher la gloire qui vient non des hommes mais de Dieu seul pour pouvoir croire. (Jean 5 verset 41 à 44)

25-Croire à moïse et ses écrits

-Croire à moïse et ses écrits afin de pouvoir croire à Jésus et ses paroles (Jean 5 verset45 à 47).

26- Faire asseoir, donner à manger et veiller

-Faire assoir, donner à manger et veiller à ce que rien ne se perde (Jean 6 verset 5 à 15).

27-Avoir de l'assurance et non avoir peur

-Être rassuré et ne pas avoir peur (Jean 6 verset16 à 21).

28- Chercher Jésus

-Chercher Jésus non pour du pain, mais pour voir ses œuvres merveilleuses (Jean 6 verset 22 à 26).

29-Travailler pour la nourriture qui subsiste

-Travailler pour la nourriture qui subsiste pour la vie éternelle et non pour celle qui périt (Jean 6 verset 24 à 27).

30-Faire l'œuvre de Dieu

-Croire en Jésus, c'est l'œuvre de Dieu (Jean 6 verset 28 à 31).

31 -Venir à Jésus et être rassasié croire en lui et être désaltéré

-Venir à Jésus, le pain de vie, et ne plus avoir faim, croire en lui et ne plus avoir soif (Jean 6 verset 32 à 37).

32-Faire sa volonté et non la mienne

-Faire la volonté de celui qui m'a envoyé et non ma propre volonté (Jean 6 verset 38).

34-Garder ce qui m'a été confié

-Ne rien perdre de ce qui m'a été donné (Jean 6 verset 39).

35-Voire le fils et croire en lui

-Voire le fils croire en lui, avoir la vie éternelle et être ressuscité au dernier jour

(Jean 6 verset 40).

36-Cesser de murmurer

-Ne pas murmurer (Jean 6 verset 41 à 43).

37 -Venir à Jésus et être ressuscité

-Être attiré par le Père pour venir à Jésus et être ressuscité au dernier jour (Jean 6 verset 44).

38- Entendre le Père et recevoir son enseignement

-Entendre le Père et recevoir son enseignement pour venir à Jésus (Jean 6 verset 45).

39- Croire en Jésus et recevoir la vie éternelle

-Croire en Jésus, le pain de vie, et avoir la vie éternelle (Jean 6 verset 46 à 47).

40-Manger le pain vivant

-Manger le pain vivant descendu du ciel, vivre et ne point mourir (Jean 6 verset 48 à 51).

41-Manger la chair et boire le sang du fils de l'homme

-Manger la chair et boire le sang du fils de l'homme pour demeurer en lui, vivre par lui, avoir la vie éternelle et être ressuscité au dernier jour (Jean 6 verset 52 à 61).

42-Considérer les paroles de Jésus selon l'esprit

-Considérer les paroles de Jésus selon l'esprit et non selon la chair qui ne sert à rien (Jean 6 verset 63).

43-Être libre

-Être libre de le suivre ou pas (Jean 6 verset 64 à 69).

44-Agir à temps

-Faire toute chose en son temps (Jean 7 verset 2 à 8).

45-Désirer faire la volonté de Dieu

-Désirer faire la volonté de Dieu pour connaître que la doctrine de Jésus est celle de Dieu et qu'il n'a pas parlé de lui-même (Jean7 verset 14 à 17).

46-Rechercher la gloire de celui qui m'a envoyé

-Parler de mon propre chef, c'est recherché ma gloire mais rechercher la gloire de celui qui m'a envoyé, c'est être vrai et sans injustice (Jean 7 verset 18).

47-Juger selon la justice

-Juger selon la justice et non selon l'apparence (Jean 7 verset 21 à 24).

48-Connaître le vrai et son envoyé

-Connaître celui qui est vrai et Jésus comme son envoyé (Jean 7 verset 25 à 31).

49-Chercher Jésus sans le trouver

-Chercher Jésus sans le trouver et sans pouvoir aller là où il sera (Jean 7 verset 32 à 36).

50-Venir à Jésus et croire en lui

-Avoir soif, venir à Jésus et boire, croire en lui et devenir une source des fleuves d'eau vive (Jean 7 verset 37 à 39).

51-Jeter la première pierre

-Être sans péché pour jeter la pierre sur le pécheur (Jean 8 verset 1 à 9).

52-Cesser de pécher

-Aller et ne plus péché (Jean 8 verset10 à 11).

53-Suivre Jésus la lumière du monde

-Suivre Jésus, la lumière du monde et ne pas marcher dans les ténèbres mais avoir la lumière de la vie (Jean 8 verset 12).

54-Ne pas juger

-Ne pas juger selon la chair ou même ne pas juger du tout comme Jésus (Jean 8 verset 13 à 18).

55-Connaître le Père par le Fils et croire en lui.

-Connaître Jésus afin de connaître son Père. Croire en lui afin de ne pas mourir dans ses péchés (Jean 8 verset 19 à 24).

56-Élever le fils de l'homme

-Élever le fils de l'homme afin de savoir ce qu'il est (Jean 8 verset 28).

57-Faire toujours ce qui est agréable au Père

-Faire toujours ce qui est agréable au Père pour qu'il soit toujours avec moi (Jean 8 verset 29).

58-Demeurer dans sa parole

-Demeurer dans sa parole pour être son disciple, connaître la vérité et être affranchi par elle de l'esclavage du péché (Jean 8 verset 30 à 36).

59-Être pénétrer par sa parole

-Laisser sa parole nous pénétrer afin de ne pas le faire mourir (Jean 8 verset 37).

60 -Accomplir les œuvres du Père

-Accomplir les œuvres du Père pour être son enfant (Jean 8 verset 39).

61 -Avoir Dieu pour Père

-Avoir Dieu pour Père, c'est aussi aimer son fils, comprendre son langage et écouter sa parole (Jean 8 verset 42 à 43).

62 -Ne pas avoir pour père le diable

-Ne pas avoir pour père le diable en refusant d'accomplir ses désirs (Jean 8 verset 44).

63- Croire en Jésus

-Croire en Jésus parce qu'il dit la vérité et ne peut pécher (Jean 8 verset 45 à 46).

64- Être de Dieu

-Être de Dieu en écoutant sa parole (Jean 8 verset 47).

65 -Garder la parole de Jésus

-Garder la parole de Jésus pour ne jamais voir la mort (Jean 8 verset 48 à 53).

66 -Connaître le Père, garder sa parole et être glorifié

-Chercher à ce que ce soit le Père qui me glorifie, le connaître et garder sa parole (Jean 8 verset 53 à 59).

67 -Travailler pendant qu'il fait jour

-Travailler pendant qu'il fait jour car la nuit vient où personne ne peut travailler (Jean 9 verset 1 à 7).

68 -Faire ce que le Maître dit

Faire ce que le Maître dit et recouvrer la vue (Jean 9 verset 8 à 11).

69 -Croire au Fils de Dieu

Voir le Fils de Dieu, entendre sa parole et croire en lui (Jean 9 verset 35 à 38).

70 -Être aveugle

-Être aveugle et ne pas avoir de péché (Jean 9 verset 39 à 41).

71- Entrer par Jésus la porte

-Entrer par Jésus la porte pour être sauvé, avoir la vie et être dans l'abondance (Jean 10 verset 1 à 10).

72 -Être berger

-Être bon berger et non mercenaire (Jean 10 verset 11 à 15).

73 -Entendre la voix du berger

-Entendre la voix du berger et rejoindre le troupeau dans la bergerie (Jean 10 verset 16).

74- Croire et être une brebis du seigneur

-Croire et être une brebis du seigneur, entendre sa voix et le suivre pour recevoir de lui la vie éternelle (Jean 10 verset 25 à 30).

75 -Croire aux œuvres de Jésus-Christ

-Croire aux œuvres de Jésus-Christ afin de savoir et reconnaître que le Père est en lui, que lui il est dans le Père (Jean 10 verset 33 à 38).

76- Marcher le jour

Marcher le jour en voyant la lumière du monde pour ne pas broncher (Jean 11 verset 6 à 10).

77 -Croire en Jésus la résurrection et la vie

-Croire en Jésus la résurrection et la vie et vivre quand même nous serons mort, vivre et croire en lui et ne jamais mourir. Croire afin de voir sa gloire (Jean 11 verset 14 à 42).

78 -Mourir et porter des fruits. Haïr ma vie dans ce monde

-Mourir afin de porter beaucoup de fruits. Haïr ma vie dans ce monde afin de la conserver pour la vie éternelle (Jean 12 verset 20 à 25).

79-Servir le maitre le suivre

-Servir le maitre, le suivre afin que là où il est, je sois aussi et sois honoré du Père (Jean 12 verset 27).

80 -Être attiré par le Christ

-Être tous attirés par le Christ élevé et glorifié (Jean 12 verset 28 à 33).

81 -Être enfant de lumière

-Marcher pendant que nous avons la lumière, croire en elle et être enfant de lumière (Jean 12 verset 35 à 36).

82 -Croire et voir le Père à travers le Fils

-Croire au Fils, c'est croire au Père, le voir, c'est voir le Père (Jean 12 verset 42 à 45).

83- Croire en Jésus la lumière et sortir des ténèbres

-Croire en Jésus la lumière du monde pour ne pas demeurer dans les ténèbres (Jean 12 verset 46).

84-Entendre, recevoir et garder la parole

-Entendre ses paroles, les recevoir et les garder afin de ne pas être jugé par elles au dernier jour (Jean 12 verset 47 à 50).

85-Comprendre le Maitre se laissé laver les pieds

-Comprendre le Maitre et se laissé laver les pieds afin d'être entièrement pur et avoir part avec lui (Jean 13 verset 1 à 11).

86 -Comprendre ce que le Maitre a fait, suivre son exemple

-Comprendre ce que le Maitre a fait, suivre son exemple et se laver les pieds les uns les autres (Jean 13 verset 12 à 15), (première épître de Jean 2 verset 6).

87- S'abaisser devant le Maître ou celui qui t'envoie.

-Ne pas chercher à s'élever au-dessus du Maitre ou de celui qui nous a envoyé (Jean 13 verset 16).

88 -Savoir et pratiquer

-Savoir et être heureux en pratiquant (Jean 13 verset 17).

89-Croire ce que Jésus est

-Croire ce que Jésus est en voyant s'accomplir tout ce qu'il a prédit (Jean 13 verset 18 à 19).

90- Recevoir Jésus et le Père

-Recevoir Jésus et son Père à travers ceux qu'ils envoient (Jean 13 verset 20).

91 -Être prompt

-Faire promptement ce que tu as à faire (Jean 13 verset 27), (Matthieu 26 verset 49 à 50) ; (Apocalypse 22 verset 10 à 11).

92 -Aimer comme Jésus et être disciple

-Nous aimer les uns les autres comme Jésus nous a aimés. Avoir de l'amour les uns pour les autres afin que tous connaissent que nous sommes ses disciples (Jean 13 verset 31 à 38).

93 -Croire en Dieu, croire en Jésus et chasser le trouble

-Bannir le trouble dans mon cœur en croyant en Dieu et en croyant en Jésus, qui est allé me préparer une place dans la maison de son Père et revient me prendre afin que je sois là où il est (Jean 14 verset 1 à 3).

94 -Savoir la destination et le chemin

-Savoir où il va (au Père) et savoir le chemin (Jésus le chemin, la vérité et la vie) (Jean 14 verset 4 à 6).

95 -Connaître et voir le Père à travers le Fils

-Connaître le Fils, afin de connaître aussi le Père. Voir le Père à travers le Fils (Jean 14 verset 7 à 9).

96 -Croire que le Fils est dans le Père et que le Père est dans le Fils

-Croire que le Fils est dans le Père et que le Père est dans le Fils, parle en lui et accomplit par lui les œuvres (Jean 14 verset 10 à 11).

97 -Croire en Jésus-Christ et faire ses œuvres

-Croire en Jésus-Christ pour faire les œuvres qu'il a faites et même de plus grandes parce qu'il va au Père (Jean 14 verset 12).

98 **Demander au nom de Jésus-Christ**
- Demander toute chose au nom de Jésus-Christ pour qu'il le fasse afin que le Père soit glorifié (Jean 14 verset 12 à 14).

99 -Aimer Jésus, garder ses commandements et recevoir le Saint-Esprit

-Aimer Jésus en gardant ses commandements afin qu'il prie le Père de me donner un autre consolateur, l'Esprit de vérité qui demeurera éternellement avec moi et que je dois connaître parce qu'il sera avec moi et en moi, le Saint-Esprit qui doit m'enseigner toute chose et me rappeler les paroles de Jésus (Jean 14 verset 15 à 17 et 25 à 26).

100 -Vivre et voir quand le monde ne peut voir

-Vivre et le voir au temps où le monde ne pourrait le voir et connaître en ce jour-là qu'il est en son Père, que nous sommes en lui et qu'il est en nous car il ne nous laissera pas orphelin mais il viendra à nous (Jean 14 verset 18 à 20).

101 -Garder la parole et devenir une demeure du Père et du Fils

-Avoir les commandements de Jésus et les garder pour être aimé de lui et du Père, garder sa parole afin qu'il se fasse connaître à moi en venant, lui et le Père, demeurer en moi (Jean 14 verset 21 à 24).

102 -Recevoir la paix et tranquilliser le cœur

-Mettre fin au trouble et aux alarmes de mon cœur en recevant la paix que Jésus a laissée et donnée (Jean 14 verset 27).

103 -Me réjouir du retour de Jésus auprès du Père

-Montrer mon amour pour Jésus en me réjouissant de ce qu'il est allé au Père qui est plus grand que lui (Jean 14 verset 28 à 29).

104 -Rejeter ce qui appartient au prince de ce monde

-Veiller à ce que le prince de ce monde n'ait rien en moi (Jean 14 verset 30).

105 -Être en Christ et porter du fruit si non être retranché

-Être en Christ et porter du fruit si non le Père me retranche. Porter du fruit pour qu'il me purifie par les paroles que Christ a annoncées afin que je sois pur et porte encore plus de fruit (Jean 15 verset 1 à 3).

106 -Demeurer attaché à Jésus, porter beaucoup de fruits et être disciple

-Demeurer attaché à lui pour pouvoir porter du fruit sinon cela sera impossible de même qu'une branche détachée de l'arbre ne peut porter de fruit. Demeurer en lui pour qu'il demeure en moi afin de porter beaucoup de fruit pour que le Père soit glorifie et que je sois un disciple. Car sans lui je ne peux rien (Jean 15 verset 4 à 8).

107 -Demeurer en Jésus et faire demeurer ses paroles en moi

-Demeurer en lui et faire demeurer ses paroles en moi pour qu'il m'accorde ce que je veux lui demander ou alors ne pas demeurer en lui et être jeté dehors pour le feu (Jean 15 verset 6 à 7).

108 -Garder ses commandements et demeurer dans son amour

-Demeurer dans son amour en gardant ses commandements comme il a gardé les commandements de son Père et demeure dans son amour. Recevoir en moi sa joie afin que ma joie soit parfaite (Jean 15 verset 9 à 11).

109 -Aimer comme Jésus et garder son commandement

-Garder son commandement en nous aimant les uns les autres comme il nous a aimés et le plus grand amour étant de donner sa vie pour ses amis (Jean15 verset 12 à 13 et 17).

110-Être ami de Jésus et faire ce qu'il me commande

-Être son ami en faisant ce qu'il me commande et en m'instruisant auprès de lui de tout ce qu'il a appris de son Père (Jean 15 verset 14 à 15).

111-Porter du fruit qui demeure et recevoir au nom de Jésus

-Être choisi et établi par lui afin d'aller et porter du fruit, du fruit qui demeure afin de recevoir en son nom ce que je demande au Père (Jean 15 verset 16).

112 -Garder son commandement et être haï du monde

-Garder son commandement en sachant que le monde va me haïr comme il a haï mon Maitre parce que choisi du milieu du monde pour ne plus être du monde comme lui et n'étant pas plus grand que lui, m'attendre à être traité comme lui (Jean 15 verset 17 à 21).

113 -Haïr Jésus, c'est haïr son Père

-Haïr Jésus, c'est haïr son Père. Me garder de haïr ses paroles et /ou ses œuvres extraordinaires au risque de ne pas avoir d'excuse pour mon péché (Jean 15 verset 22 à 25).

114 -Être avec Jésus et lui rendre témoignage

-Être avec lui dès le commencement pour rendre aussi témoignage de Jésus-Christ comme le consolateur, l'Esprit de vérité qu'il enverra de la part du Père (Jean 15 verset 26 à 27).

115 -Me souvenir des avertissements du Maitre

-Me souvenir des avertissements du Maitre afin de ne pas pécher (Jean 16 verset 1 à 4).

116 -Me réjouir de ce que le Maître est monté

-Me réjouir au lieu d'être triste de ce que le Maître est monté, car c'est en montant que le consolateur, l'Esprit de vérité, vient à nous, nous convaincre du péché, de la justice et du jugement, nous conduire dans toute la vérité et nous annoncer les chose à venir (Jean 16 verset 5 à 15).

117 -Éprouver les douleurs de l'enfantement

-Éprouver les douleurs de l'enfantement des jours où nous ne le verrons pas jusqu'au jour où nous nous réjouirons de le revoir (Jean 16 verset 16 à 22), (Galates 4 verset 19).

118 -Demander au nom de Jésus et recevoir du Père

-Demander en ce jour-là au nom de Jésus et recevoir du Père afin que notre joie soit parfaite (Jean 16 verset 23,24).

119-Aimer Jésus, croire à ses origines et recevoir

-Demander en son nom et recevoir sans son intersession en l'aimant et en croyant qu'il est sorti du Père pour venir dans le monde et qu'après il a quitté le monde pour retourner au Père (Jean 16 verset 25 à 29).

120 -Écouter Jésus, avoir sa paix et être courageux

-Écouter les choses qu'il nous dit pour que sa paix soit en nous afin qu'au moment des tribulations nous prenons courage parce qu'il a vaincu le monde (Jean 16 verset 30 à 33).

121 -Connaître le Père et son envoyé Jésus-Christ

-Connaître le Père et son envoyé Jésus-Christ pour avoir la vie éternelle (Jean 17 verset 1 à 3).

122 -Être dans le monde sans être du monde

-Être dans le monde sans être du monde en recevant du Fils la parole du Père, la garder, être sanctifié par elle qui est la vérité et connaître ainsi le Père par le Fils ; reconnaître que tout ce que le Fils a reçu venait de son Père, qu'il est sorti de lui et que c'est lui qui l'a envoyé ; être préservé du mal par le Père (Jean 17 verset 4 à 19).

123 -S'unir et être parfaitement un

-Recevoir la gloire du Fils et être tous (ceux qui ont reçu directement du Maître et ceux qui ont reçu de ceux qui ont reçu de lui) parfaitement un comme le Père et le Fils sont un, le Fils en nous et le Fils dans le Père. Le Père dans le Fils et le Fils dans le Père et nous en eux afin que le monde sache que c'est le Père qui a envoyé Jésus-Christ et qu'il nous aimé comme il l'a aimé. Enfin être là où il sera et voir sa gloire (Jean 17 verset 20 à 26).

124 -Utiliser les armes appropriées

-Remettre mon épée dans son fourreau afin que la parole de Dieu s'accomplisse (Jean 18 verset 3 à 11) ; (Ephésiens 6 verset 10 à 17).

125 -Écouter la voix de Jésus-Christ et être de la vérité

-Être de la vérité en écoutant la voix de Jésus-Christ (Jean 18 verset 37 à 38).

126 -Soutenir et défendre le Maître

-Livrer Jésus c'est commettre un grand péché (Jean 19 verset 7 à 11).

127 -Recevoir de Jésus le Saint-Esprit et pardonner ou retenir les péchés

-Être envoyé comme le Père a envoyé Jésus, recevoir le Saint-Esprit et pardonner ou retenir les péchés afin qu'ils soient pardonnés ou retenus (Jean 20 verset 21 à 23).

128 -Croire sans avoir vu

-Être heureux de croire sans avoir vu (Jean 20 verset 24 à 29).

129 -Se tenir et agir sur la parole du maître

-Agir sur la parole du maître et avoir du succès (Jean 21 verset 1 à 6) ; (Luc 5 verset 1 à 7).

130 -Suivre Jésus et méditer sur son propre sort

-Suivre Jésus en s'interrogeant sur son propre sort et non sur celui de l'autre (Jean 21 verset 18 à 22).

E- Prescriptions aux dirigeants

Paître les agneaux et les brebis.

Prescriptions du Père à Christ Jésus :

-Etre seul berger du seul troupeau de Dieu qui est l'Eglise (Jean10 verset 11et 16) ;
-Etre établi par Dieu, seul pasteur du troupeau (Ezéchiel 34 verset 23), (Hébreux 13 verset 20), (1Pierre 2 verset 25), (1Pierre 5 verset 4) ;
-Emmener des captifs, faire des dons aux hommes (Ephésiens 4 verset 8) ;
-Donner les uns comme apôtres, les autres comme prophètes, les autres comme évangélistes, les autres comme pasteurs et docteurs, pour le perfectionnement des saints en vue de l'œuvre du ministère et de l'édification du corps de Christ (Ephésiens 4 verset 11à15).

Prescriptions directes de Jésus-Christ à Pierre :

-Aimer le Seigneur plus que tous, pour paître ses agneaux (Jean 21 verset 15) ;
-Aimer le Seigneur pour paître ses brebis (Jean 21 verset 16à17) ;
-L'aimer et garder sa parole afin d'être la demeure de Christ et du Père (Jean 14 verset 23) ;
-Ramener ses brebis dispersées parmi les nations (Jean 10 verset 16) ;
-Les réunir à celles d'Israël ; (Jean 10 verset 16) ;
-Former un seul troupeau avec les deux (Ephésiens 2 verset 14) ;
-Avoir un seul troupeau (Eglise) et un seul berger (Jean 10 verset 16).

Prescriptions de Christ par le Saint-Esprit

Aux apôtres:
-S'appliquer à la prière et au ministère de la parole (Actes 6 verset 4).
-Faire retourner les brebis errantes, vers Jésus-Christ le pasteur et le gardien de nos âmes (1Pierre 2 verset 25).
-évangéliser les villes, faire un certain nombre de disciples, (Actes 14 verset 21).
-retourner les fortifier et les exhorter, (Actes 14 verset 22).
-Faire nommer des anciens dans chaque Eglise, (Actes 14 verset 23).
-les recommander au Seigneur. (Actes 14 versets 23).

Aux ministres de Dieu, enfants légitimes de l'apôtre.

(1Théssaloniciens 3 verset 2) ; (Tite 1 verset 4), (1Corinthiens 4 verset 17).
-Mettre en ordre ce qui reste à régler, (Tite 1 verset 5) ;
-Etablir des anciens dans chaque ville, sur instruction de l'apôtre (Tite 1 verset 5).

Aux anciens.
Etre des anciens comme l'apôtre Pierre (1Pierre 5 verset 1) ;
Paître le troupeau de Dieu qui est sous notre garde :
- volontairement, selon Dieu et non par contrainte;
- avec dévouement et non pour un gain sordide;
- en étant les modèles du troupeau et non comme dominant sur ceux qui nous sont échus en partage. Afin d'obtenir la couronne incorruptible de la gloire lorsque le souverain et seul pasteur Jésus-Christ paraîtra. (1Pierre 5 verset 2 à 4) ; (Jean10 verset 16) ;
Prendre garde à nous-mêmes, et à tout le troupeau (Actes 20 verset 28).
Etre établis évêques par le Saint-Esprit pour :
Paître l'Eglise du Seigneur (Actes 20 verset 17 et 28) ;
Travailler à la prédication et à l'enseignement (1 Timothée 5 verset 17) ;
Diriger bien pour être jugé digne d'un double honneur (1 Timothée 5 verset 17).

Aux aspirants anciens, évêques :

-Désirer une œuvre excellente en aspirant à la charge d'évêque. (1Timothée 3 verset 1)
Pour cela :
-Etre irréprochable, mari d'une seule femme, sobre, modéré, réglé dans sa conduite, hospitalier, propre à l'enseignement. (1 Timothée 3 verset 2) ;
-N'être ni adonné au vin, ni violent, mais indulgent, pacifique, désintéressé (1 Timothée 3 verset 3) ;
-Diriger bien sa propre maison, et tenir ses enfants dans la soumission et dans une parfaite honnêteté (1 Timothée 3 verset 4 à 5) ;
-Ne pas être un nouveau converti (1 Timothée 3 verset 6) ;
-Recevoir un bon témoignage de ceux du dehors (1 Timothée 3 verset 7).

Aux diacres et diaconesses choisis par l'Eglise.

Aux Diacres :
-servir aux tables. (Actes 6 verset 2à3) ;
-recevoir un bon témoignage, être pleins d'Esprit-Saint et de sagesse, (Actes 6 verset 1 à 6) ;
- être honnête, éloigné de la duplicité, des excès du vin, d'un gain sordide, (1 Timothée 3 verset 8) ;
-être mari d'une seule femme, et diriger bien ses enfants et sa propre maison, (1 Timothée 3 verset 12) ;
-être éprouvé et trouvé sans reproche avant d'exercer le ministère. (1 Timothée 3 verset 10) ;
-être présenté par l'Eglise aux apôtres, pour la prière et l'imposition des mains. (Actés 6 verset 6) ;
-remplir convenablement son ministère et acquérir un rang honorable, (1 Timothée 3 verset 13).

Aux diaconesses
Les femmes, de même, doivent :
-être honnêtes ;
-être non médisantes, sobres, fidèles en toutes choses ;

-être recommandable par de bonnes œuvres ;
-avoir élevé des enfants ;
*exercé l'hospitalité,
*lavé les pieds des saints,
*secouru les malheureux,
*pratiqué toute espèce de bonne œuvre (1Timothée 5 verset10 et 3 verset 11).

F-Prescriptions de Christ sur l'Eglise de Dieu.

Comme maison spirituelle :

-L'Eglise doit être la maison de Dieu, la colonne et l'appui de la vérité ;
-être bâtie par le Christ-Jésus sur la pierre ;
-être édifiée par des pierres vivantes pour former une maison spirituelle, un saint sacerdoce ;
-offrir des victimes spirituelles, agréables à Dieu par Jésus-Christ ;
-prédominer sur les portes du séjour des morts ;
-posséder les clefs du royaume des cieux afin de lier et délier efficacement ; (1Timothée 3 verset 15 ; Matthieu 16 verset16 à 18 ; 1Pierre 2verset 4 à 5).

Comme temple de Dieu :

-L'Eglise doit être fondée sur le fondement des apôtres, des prophètes, Jésus-Christ étant la pierre angulaire ;
-ne pas poser un autre fondement que Jésus-Christ ;
-ne pas être édifiée sur un autre fondement, mais en lui tout l'édifice, bien coordonné, doit s'élève pour être un temple saint dans le Seigneur ;
-s'édifier en lui pour être une habitation de Dieu en Esprit.
(Matthieu 16 verset 20 ; Ephésiens 2 verset 20 à 22 ; 1Corinthiens 3verset 11).

Comme troupeau de Dieu :

-L'Eglise doit être un troupeau uni ayant un seul berger Christ Jésus ;
-être le troupeau de Dieu, remis aux soins des anciens établis évêques par le Saint-Esprit. (Jean 10 verset 16 ; Actes 20 verset 17 et 28).

Comme chandelier :

-L'Eglise doit être le chandelier, le flambeau qui brille et éclaire ce monde des ténèbres; (Apocalypse 1 verset 20 ; Philippiens 2 verset 15).

Comme fiancée, épouse de Christ :

-L'Eglise doit être une vierge pure fiancée à un seul époux, Christ ;
-être une épouse glorieuse, sans tache, ni ride, ni rien de semblable, mais sainte et irrépréhensible ;
-être revêtue de fin lin, éclatant, pur qui sont les œuvres justes. (2 Corinthiens 11 verset 2 ; Ephésiens 5 verset 27 et 2 verset 10 ; Apocalypse 19 verset 7 à 8).

Comme corps de Christ.

L'Eglise doit être un corps unique qui a :
-Une tête, qui est Jésus-Christ ;
-Cinq ministères, qui sont ministère apostolique, prophétique, évangélique, pastoral et doctoral ;
Servant à perfectionner les saints en vue de l'œuvre du ministère et à édifier le corps de Christ,
Ayant pour but, l'unité de la foi et de la connaissance du Fils de Dieu.
Un corps unique ayant plusieurs membres :
-qui ont des fonctions différentes; et qui malgré leurs fonctions différentes forment un seul

corps, et sont membres les uns les autre :
-qui ont tous été baptisés dans un seul Esprit, pour former un seul corps, soit Juifs, soit Grecs, soit esclaves, soit libres;
-qui tous sont nés d'eau et d'Esprit ;
-qui ont tous été abreuvés d'un même Esprit ;
-qui exercent les dons reçus du Saint-Esprit, selon l'analogie de la foi et pour l'utilité commune ;
-qui s'attachent aux ministères reçus du Seigneur;
-qui s'attachent les uns à l'enseignement, les autres à l'exhortation ;
-qui, pour les uns président avec zèle, et les autres donnent avec libéralité ;
-qui exercent la charité sans hypocrisie, s'aiment et se respectent ;
-qui tous ensembles partagent leur joie et leur peine ;
-qui tous reconnaissent et se contentent de la position, que Dieu a donnée à chacun.
Qui tous reconnaissent que c'est Dieu, qui a établi dans l'Eglise :
Premièrement des apôtres,
Secondement des prophètes,
Troisièmement des docteurs.
Ensuite :
Des faiseurs de miracles,
Des guérisseurs,
Des secouristes,
Des gouverneurs,
De ceux qui parlent diverses langues, et
Des interprètes.
Qui constituent grâce à tous les liens de l'assistance de Christ son chef, un corps, bien coordonné et formant un solide assemblage, tirant de lui son accroissement selon la force qui convient à chacune de ses parties, et s'édifiant lui-même dans la charité.
(Colossiens 1 verset 18 ; Romains 12 verset 4 à 9 ; 1Corinthiens 12 verset 4 à 28 ; Jean 3 verset 3à 6 ; Ephésiens 4 verset 11 à 16).

Comme une ambassade :
L'Eglise doit être une ambassade du ciel sur la terre ;
*être une mission ponctuelle d'évangélisation et de réconciliation du Royaume de Dieu auprès des Etats, royaumes, nations et organisations internationales du monde.
*être régie par l'ordre du Roi du Royaume de Dieu sur les relations avec les royaumes du monde. (Matthieu 28 verset 19 à 20) :
-Aller, faire de toutes les nations des disciples ;
-Les baptiser au nom du Père, du Fils et du Saint-Esprit, et
-Leur enseigner à observer tout ce que Jésus a prescrit.
*Elle doit :
-Représenter le Royaume de Dieu auprès de l'État hôte (2corinthiens 5 verset 20) ;
-Protéger dans l'État hôte les intérêts du Royaume de Dieu et de ses ressortissants (Hébreux 13 verset 17) ;
-Rechercher le bien du pays d'accueil (Jérémie 29 verset 7) ;
-Exposer et débattre, sur le plan de Dieu relatif à l'avenir du monde, avec le gouvernement de l'État hôte, afin de les en éclairer ; (Apocalypse 5 et Apocalypse 11 verset 15);
-S'informer par tous les moyens licites, des conditions d'évolution des événements et des difficultés du pays hôte, en vue d'intercéder en leur faveur auprès du Royaume de Dieu (1Timothé 2 verset 1 à 2) ;
-Promouvoir des relations amicales saines, et développer des relations culturelles et

scientifiques, entre le Royaume de Dieu et l'État hôte (Colossiens 4 verset 5 à 6).

Prescriptions de Christ Sur le rassemblement :

-L'Eglise doit être assemblé au nom et en présence de Christ Jésus. (Matthieu 18 verse 18 à 20).
-savoir ce qu'il y a lieu de faire, lorsque l'Eglise est assemblée ;
-avoir les uns ou les autres parmi les frères rassemblés un cantique, une instruction, une révélation, une langue, une interprétation,
-faire tout pour l'édification. (1Corinthiens 14 verset 26)

Prescriptions de Christ sur l'ordre dans l'assemblée

1-Les cantiques :
S'entretenir dans l'assemblée par des psaumes, par des hymnes, et par des cantiques spirituels, chantant et célébrant de tout notre cœur les louanges du Seigneur;
Rendre continuellement grâces pour toutes choses à Dieu le Père, au nom de notre Seigneur Jésus-Christ. (Ephésiens 5 verset 19 à 21 ; 1 Thessaloniciens 5 Veret 18) ;
Offrir Par lui, sans cesse à Dieu un sacrifice de louange, c'est-à-dire le fruit de lèvres qui confessent son nom. (Hébreux 13 verset 15).

2-Les langues :
Etre deux ou trois au plus à parler en langues dans l'assemblée, chacun à son tour ; (1Corinthiens 14 verset 27 à 28).
Et avoir quelqu'un pour l'interpréter, si non faire taire les langues en assemblée.
Et parler dans l'Eglise par révélation, ou par connaissance, ou par prophétie, ou par doctrine afin que l'assemblée soit édifiée. (1Corinthiens 14 verset 6).

3-Les prophéties ;
Etre deux ou trois à prophétiser successivement, afin que toute l'assemblée soit instruite et exhortée. Et que les autres prophètes jugent. (1Corinthiens 14 verset 29 et 31).

4-Les révélations.
Faire passer la révélation avant la prophétie. Car Les esprits des prophètes sont soumis aux prophètes. (1Corinthiens 14 verset 30).

Prescriptions de Christ sur la tenue en assemblée.

1-Tenue de la femme en assemblée.

sur l'expression de la parole :
- Elle ne doit pas enseigner, ni prendre de l'autorité sur l'homme; mais demeurer dans le silence ;
- Elle doit se taire dans les assemblées, car il ne lui est pas permis d'y parler;
- Elle doit être soumise, selon que le dit aussi la loi ;
- Elle doit écouter l'instruction en silence, avec une entière soumission ;
- Elle doit interroger son mari à la maison, si elle veut s'instruire sur quelque chose ; car il est Malséant à une femme de parler dans l'Eglise.
(1 Timothée 2 verset 11 à 12 ; 1Corinthiens 14 verset 34 à 37).

Sur le port du voile :
- Elle doit prier ou prophétiser la tête voilée, afin d'honorer son chef (son mari) ; car elle est la gloire de l'homme ayant été créée à cause de lui ;
- Elle doit avoir sur sa tête, à cause des anges la marque de l'autorité dont elle dépend ;
- Elle doit aussi se raser les cheveux et demeurer dans la honte, si elle ne veut pas se voiler. Car la chevelure étant un voile naturel, refuser de porter le voiler c'est aussi refuser d'avoir la chevelure (1Corinthiens 11 verset 3 à 15).

Sur l'habillement et la parure :
- Les femmes doivent se vêtir d'une manière décente, avec pudeur et modestie ;
- Elles ne doivent point porter un habillement d'homme ; car c'est une abomination ;
- Elles doivent se parent de bonnes œuvres, comme il convient à des femmes qui font profession de servir Dieu ;
- Elles doivent avoir, non cette parure extérieure qui consiste dans les cheveux tressés, les ornements d'or, ou les habits qu'on revêt ;
- Elles doivent plutôt avoir la parure intérieure et cachée dans le cœur, la pureté incorruptible d'un esprit doux et paisible, qui est d'un grand prix devant Dieu.
(1Timothée 2 verset 15 ; 1Pierre 3 verset 3 à 6 ; Deutéronomes 22 verset 5)
Quelques définitions :
La tresse est une natte de cheveux composée de trois longues mèches entrelacées à plat.
La natte est une mèche de cheveux tressée.
Microsoft® Encarta® 2009. Et Français (Wiktionary).

2-Tnue de l'homme en assemblée

Sur le voile :
- L'homme doit prier ou prophétiser, la tête non couverte, afin d'honore son chef (Christ) ;
- Il ne doit pas se couvrir la tête, puisqu'il est l'image et la gloire de Die ;
- L'homme doit savoir que c'est une honte, pour lui de porter de longs cheveux. Car la chevelure étant un voile, porter des longs cheveux c'est aussi avoir la tête couvert, et de ce fait déshonorer Christ son Chef.
Il ne doit pas se rendre abominable à Dieu, en portant des vêtements de femme.
(1Corinthiens 11 verset 3 à 15 ; Deutéronomes 22 verset 5).

Mise en garde

La multitude qui suivait Jésus, après avoir écouté ces prescriptions, les ont jugée difficiles voire irrecevables et ont cessé de le suivre (Jean6 verset 60 et 66). Cependant un petit nombre, les douze, particulièrement Pierre a vu dans ces prescriptions les paroles de la vie éternelle : «Seigneur, à qui irions-nous? Tu as les paroles de la vie éternelle.» (Jean 6 verset 66 à 69).
Jean le disciple bien-aimé de Jésus, conscient de la nature parfaite de son Maître et du caractère complet, parfait de sa doctrine, a vite fait de mettre des gardes fous, pour éviter tout dérapage :
« Prenez garde à vous-mêmes, afin que vous ne perdiez pas le fruit de votre travail, mais que vous receviez une pleine récompense. Quiconque va plus loin et ne demeure pas dans la doctrine de Christ n'a point Dieu; celui qui demeure dans cette doctrine a le Père et le Fils. Si quelqu'un vient à vous et n'apporte pas cette doctrine, ne le recevez pas dans votre maison, et ne lui dites pas: Salut! Car celui qui lui dit: Salut! Participe à ses mauvaises œuvres » (2Jean1 verset 8 à 11).

G - Révélation des prescriptions de Jésus-Christ dans l'Apocalypse de Jean

1-Lire, entendre et garder les paroles de la prophétie, et être Heureux. (Apocalypse 1 verset 3).

2-Ecrire dans un livre ce que le Seigneur montre, et envoyer aux Eglises. (Apocalypse 1 verset 11).

3-Ne pas craindre, Jésus est le premier et le dernier et le vivant. Il était mort; et voici, il est vivant aux siècles des siècles. Il tient les clefs de la mort et du séjour des morts. (Apocalypse 1 verset 17 à 18).

3-Ecrire les mystères des choses que le Seigneur révèle, tel que le mystère des sept étoiles que Jean a vues dans la main droite du Seigneur, et des sept chandeliers d'or. Les sept étoiles sont les anges des sept Eglises, et les sept chandeliers sont les sept Eglises. (Apocalypse 1 verset 19).

4-Lire et garder ce que dit à l'ange de l'Eglise d'Ephèse celui qui tient les sept étoiles dans sa main droite, celui qui marche au milieu des sept chandeliers d'or (Apocalypse 2 verset 1 à 7) :
-Ne pas supporter les méchants; éprouver ceux qui se disent apôtres et qui ne le sont pas, et qui sont menteurs;
-Avoir de la persévérance et souffrir sans se lasser à cause du nom de Christ ;
-Ne pas abandonner mon premier amour ;
-Me souvenir d'où je suis tombé, me repentir, et pratiquer mes premières œuvres;
-Haïr comme le Seigneur les œuvres des Nicolaïtes et aimer celles de Dieu ;
-Avoir des oreilles pour entende ce que l'Esprit dit aux Eglises: vaincre et recevoir à manger de l'arbre de vie, qui est dans le paradis de Dieu.

5- Lire et garder ce que dit à l'ange de l'Eglise de Smyrne, le premier et le dernier, celui qui était mort, et qui est revenu à la vie (Apocalypse 2 verset 8 à11) :
- Ne pas craindre ce que je vais souffrir. Car, le diable jettera quelques-uns de nous en prison, afin que nous soyons éprouvés ;
-Etre fidèle jusqu'à la mort, lors de la tribulation pour recevoir la couronne de vie ;
- Avoir des oreilles pour entendre ce que l'Esprit dit aux Eglises : être vainqueur pour ne pas souffrir la seconde mort.

6- Lire et garder ce que dit à l'ange de l'Eglise de Pergame celui qui a l'épée aiguë, à deux tranchants (Apocalypse 2 verset 12 à 17) :
-Retenir le nom de Jésus, et ne pas renier sa foi, aux jours mauvais, même là où Satan a sa demeure.
-Ne pas m'attacher aux doctrines diverses et étrangères qui sont des pierres d'achoppement entrainant à l'idolâtrie et à l'impudicité.
-Me repentir si je m'y suis attaché au risque d'être combattu par l'épée de sa bouche.
-Avoir des oreilles pour entendre ce que l'Esprit dit aux Eglises : Vaincre pour recevoir de la manne cachée, et un caillou blanc; et sur lequel est écrit un nom nouveau, que personne ne connaît, si ce n'est celui qui le reçoit.

7- Lire et garder ce que dit à l'ange de l'Eglise de Thyatire le Fils de Dieu, celui qui a les yeux comme une flamme de feu, et dont les pieds sont semblables à de l'airain ardent: (Apocalypse 2 verset 18 à 29).
-Ne pas laisser la femme Jézabel, qui se dit prophétesse, enseigner et séduire les serviteurs du Seigneur, pour qu'ils se livrent à l'impudicité et communient avec les démons.
-Ne pas permettre à la femme d'enseigner, ni de prendre de l'autorité sur l'homme; mais elle doit demeurer dans le silence, se taire dans les assemblées, car il ne leur est pas permis d'y parler; mais qu'elles soient soumises, selon que le dit aussi la loi. Si elles veulent s'instruire sur quelque chose, qu'elles interrogent leurs maris à la maison; car il est malséant à une femme de parler dans l'Eglise. (1Timothée 2 verset 10 à 12) ; (1Corinthiens14 verset 34 à 35) :
-Que les Jézabel se repentent et cessent d'endurcir leur cœur ;
-Que ceux qui commettent adultère avec elle, se repentent de leurs œuvres ;
-Ne pas recevoir la doctrine, qui fait connaître les profondeurs de Satan ;
-retenir la doctrine de Christ que nous avons, jusqu'à ce qu'il vienne ;
-vaincre, et garder jusqu'à la fin les œuvres de Christ, pour recevoir autorité.

8- Lire et garder ce que dit à l'ange de l'Eglise de Sardes celui qui a les sept esprits de Dieu et les sept étoiles (Apocalypse 3 verset 1 à 6) :
-Être vivant, au lieu de passer pour être vivant alors qu'on est mort ;
-Être vigilant, et affermir le reste qui est près de mourir;
-Me rappeler comment j'ai reçu et entendu, et garder, et me repentir. Veiller car Jésus viendra comme un voleur, et à l'heure que je ne sais pas ;
-Laver ma robe, et la blanchir dans le sang de l'agneau. (Apocalypse 7 verset 13 à 14) ;
-Ne pas souiller mes vêtements; afin d'être digne de marcher en vêtements blancs avec Christ ;
-vaincre afin d'être revêtu de vêtements, blancs; et Jésus n'effacera point mon nom du livre de vie, et confessera mon nom devant son Père et devant ses anges.

9- Lire et garder ce que dit à l'ange de l'Eglise de Philadelphie le Saint, le Véritable, celui qui a la clef de David, celui qui ouvre, et personne ne fermera, celui qui ferme, et personne n'ouvrira (Apocalypse 3 verset 7 à 13) :
-Gardé la parole de la persévérance en Christ, et il me gardera aussi à l'heure de la tentation qui va venir sur le monde entier, pour éprouver les habitants de la terre ;
-Vaincre, afin que Christ fasse de moi une colonne dans le temple de mon Dieu, et que je n'en sorte plus; qu'il écrive sur moi le nom de son Dieu, et le nom de la ville de son Dieu, de la nouvelle Jérusalem qui descend du ciel d'auprès de son Dieu, et mon nom nouveau.

10- Lire et garder ce que dit à l'ange de l'Eglise de Laodicée l'Amen, le témoin fidèle et véritable, le commencement de la création de Dieu (Apocalypse 3 verset 14 à 21) :
-Etre froid ou bouillant et non tiède afin que Jésus ne me vomisse pas de sa bouche ;
-Acheter de Christ de l'or éprouvé par le feu, afin de devenir riche, et des vêtements blancs, afin d'être vêtu et que la honte de ma nudité ne paraisse pas, et un collyre pour oindre mes yeux, afin que je voie.
-Avoir du zèle, et me repentir ;
-Entendre la voix du Seigneur et ouvrir la porte, il entrera chez moi, et soupera avec moi, et moi avec lui ;
-Vaincre, et s'asseoir avec Jésus sur son trône, comme il a vaincu et s'est assis avec son Père sur son trône ;
-Avoir des oreilles pour entendre ce que l'Esprit dit aux Eglises.

11-Contempler l'adoration céleste

Adoration quotidienne :
a-Proclamation de la sainteté Divine : « Saint, saint, saint est le Seigneur Dieu, le Tout Puissant, qui était, qui est, et qui vient! » (Par les 4 êtres vivants),
b-Louange à Dieu :
-Remise de la gloire et de l'honneur et des actions de grâces à Dieu (4 êtres vivants)
Pendant ce temps
c-Actes d'adoration
-Prosternation, adoration et couronne jetée devant Dieu, et en fin
d- Expression des paroles d'adoration:
« Tu es digne, notre Seigneur et notre Dieu, de recevoir la gloire et l'honneur et la puissance; car tu as créé toutes choses, et c'est par ta volonté qu'elles existent et qu'elles ont été créées. » (Par les 24vieillards). (Apocalypse 4 verset 8 à 11).

Adoration lors de l'investiture de Jésus-Christ
a-Cérémonie de la prise du livre scellé :
-Demande à voix forte, de celui qui est digne de prendre, d'ouvrir et de dévoiler les secrets du livre de Dieu le Père (par un ange puissant) ;
-Révélation et présentation du dignitaire (par un des vieillards) ;
-Prise du livre par cette sommité (l'agneau immolé).
b-Actes d'adoration quand le livre est pris:
-Prosternation devant l'agneau et
-Présentation des harpes (instrument de musique à corde) et des prières des saints ;
c-Célébration de Jésus-Christ, l'agneau immolé :
-Chant du cantique nouveau par le chœur des 4 êtres vivants et des 24 vieillards:
« Tu es digne de prendre le livre, et d'en ouvrir les sceaux; car tu as été immolé, et tu as racheté pour Dieu par ton sang des hommes de toute tribu, de toute langue, de tout peuple, et de toute nation; tu as fait d'eux un royaume et des sacrificateurs pour notre Dieu, et ils régneront sur la terre. »
-Louange de l'assemblée céleste :
« L'agneau qui a été immolé est digne de recevoir la puissance, la richesse, la sagesse, la force, l'honneur, la gloire, et la louange. »
- Louange de la création tout entière :
« A celui qui est assis sur le trône, et à l'agneau, soient la louange, l'honneur, la gloire, et la force, aux siècles des siècles! »
d-Réponse et acte d'adoration :
-Réponse des quatre êtres vivants : « Amen! »
-Prosternation et adoration par les vieillards. (Luc 19 verset 12; Apocalypse 5 verset1 à 14)

Adoration lors du scellement des élus

a-Proclamation du salut
-Les élus scellés, en robes blanches, des palmes dans leurs
Mains proclament d'une voix forte leur salut :
« Le salut est à notre Dieu qui est assis sur le trône, et à l'agneau. »
b-Actes d'adoration
-Prosternation sur leur face devant le trône, de tous les anges qui l'entourent et des vieillards et des quatre êtres vivants; et

c-Expression des paroles d'adoration :
« Amen! La louange, la gloire, la sagesse, l'action de grâces, l'honneur, la puissance, et la force, soient à notre Dieu, aux siècles des siècles! Amen! » (Apocalypse 7 verset 12).

Adoration lors de la remise du royaume du monde à Christ

a-Proclamation solennelle du décret céleste :
« Le royaume du monde est remis à notre Seigneur et à son Christ; et il régnera aux siècles des siècles. »

b-Actes d'adoration
-Prosternations sur leurs faces des vingt-quatre vieillards, et

c-Expression des paroles d'adoration :
« Nous te rendons grâces, Seigneur Dieu tout-puissant, qui es, et qui étais, de ce que tu as saisi ta grande puissance et pris possession de ton règne. Les nations se sont irritées; et ta colère est venue, et le temps est venu de juger les morts, de récompenser tes serviteurs les prophètes, les saints et ceux qui craignent ton nom, les petits et les grands, et de détruire ceux qui détruisent la terre. » (Apocalypse 11 verset 15 à 18) .

Adoration suite au jugement de la prostituée et des Noces de l'agneau

a-Proclamation du salut et du jugement :
- Une foule nombreuse dans le ciel proclame d'une voix forte Le salut et le jugement divins : « Alléluia! Le salut, la gloire, et la puissance sont à notre Dieu, parce que ses jugements sont véritables et justes; car il a jugé la grande prostituée qui corrompait la terre par son impudicité, et il a vengé le sang de ses serviteurs en le redemandant de sa main. Et ils dirent une seconde fois: Alléluia! ...et sa fumée monte aux siècles des siècles. »

b- Actes d'adoration
- Prosternations sur leurs faces des vingt-quatre vieillards et les quatre êtres vivants devant Dieu assis sur le trône ;

c-Expression des paroles d'adoration :
« Amen! Alléluia! »

d-Appel à la louange
-Sortie du trône de la voix invitant les serviteurs de Dieu à la louange : « Louez notre Dieu, vous tous ses serviteurs, vous qui le craignez, petits et grands! »
e-Réponse et expression des paroles de louange : « Alléluia! Car le Seigneur notre Dieu tout-puissant est entré dans son règne. Réjouissons-nous et soyons dans l'allégresse, et donnons-lui gloire; car les noces de l'agneau sont venues, et son épouse s'est préparée, et il lui a été donné de se revêtir d'un fin lin, éclatant, pur. Car le fin lin, ce sont les œuvres justes des saints. »
f-Expression des paroles de béatitude et d'assurance:
-Proclamation de la béatitude et libération des paroles d'assurance: «Heureux ceux qui sont appelés au festin de noces de l'agneau! Et il me dit: Ces paroles sont les véritables paroles de Dieu. »
(Apocalypse 19 verset 1 à 9).

12- Se repentir des mauvaises œuvres de ses mains, de manière à ne point adorer les démons, et les idoles d'or, d'argent, d'airain, de pierre et de bois, qui ne peuvent ni voir, ni entendre, ni marcher; et se repentir de ses meurtres, de ses enchantements, de son impudicité, de ses vols. (Apocalypse 7 verset 20 à 21).

13-Vaincre le diable et Satan, à cause du sang de l'agneau et à cause de la parole de mon témoignage, et ne pas aimer ma vie jusqu'à craindre la mort (Apocalypse 12 verset 11).

14-Garder les commandements de Dieu et avoir le témoignage de Jésus (Apocalypse 12 verset 17).

15-Avoir le nom écrit dès la fondation du monde dans le livre de vie de l'agneau qui a été immolé, afin de ne pas adorer la bête (Apocalypse 13 verset 8).

16- Avoir des oreilles et entendre! Si quelqu'un mène en captivité, il ira en captivité; si quelqu'un tue par l'épée, il faut qu'il soit tué par l'épée. C'est ici la persévérance et la foi des saints. (Apocalypse 13 verset 9 à 10).

17- Ne pas adorer la bête et son image, recevoir sa marque, son nom ou le nombre de son nom (666). (Apocalypse 13 verset 16 à 18).

18-Avoir le nom de Christ et le nom de son Père écrits sur le front. Ne pas se souiller, être vierge; suivre l'agneau partout. Ne pas mentir, être irrépréhensible. (Apocalypse 14 verset 9 verset 10).

19-Craindre Dieu, et lui donner gloire, car l'heure de son jugement est venue; et adorer celui qui a fait le ciel, et la terre, et la mer, et les sources d'eaux. (Apocalypse 14 verset 7).

20- Ne pas adorer la bête et son image et recevoir une marque sur son front ou sur sa main. (Apocalypse 14 verset 8).

.21-Avoirla persévérance des saints, qui gardent les commandements de Dieu et la foi de Jésus. Etre heureux de mourir dans le Seigneur et de se reposer de ses œuvres. (Apocalypse 14 verset 12 verset 13).

22-Chanter le cantique de Moïse, le serviteur de Dieu, et le cantique de l'agneau, en disant: Tes œuvres sont grandes et admirables, Seigneur Dieu tout-puissant! Tes voies sont justes et véritables, roi des nations! Qui ne craindrait, Seigneur, et ne glorifierait ton nom? Car seul tu es saint. Et toutes les nations viendront, et se prosterneront devant toi, parce que tes jugements ont été manifestés. (Apocalypse 15 verset 3 à 4).

23-Veiller, et garder mes vêtements, afin d'être heureux de ne pas marcher nu et qu'on ne voie pas ma honte. (Apocalypse 16 verset 15).

24-Etre un des appelés, des élus et des fidèles qui sont avec l'agneau pour vaincre aussi la bête. (Apocalypse 17 verset 14).

25-Se réjouir aussi avec le ciel, les saints, les apôtres, et les prophètes Car Dieu nous a fait justice en jugeant Babylone la femme prostituée. (Apocalypse 18 :20) ;(Matthieu 32 :37) ;(Luc 19 verset 41 à 44).

26- Louons notre Dieu, nous tous ses serviteurs, nous qui le craignons, petits et grands! En disant: Alléluia! Car le Seigneur notre Dieu tout-puissant est entré dans son règne. Réjouissons-nous et soyons dans l'allégresse, et donnons-lui gloire; car les noces de l'agneau sont venues, et son épouse s'est préparée, et il lui a été donné de se revêtir d'un fin lin, éclatant, pur. Car la fin lin, ce sont les œuvres justes des saints. (Apocalypse 19 verset 5 à 9).
)

27-Avoir le témoignage de Jésus, Car le témoignage de Jésus est l'esprit de la prophétie. Ne pas adorer les anges, car ils sont nos compagnon de service, mais Adorer Dieu. (Apocalypse 19 verset 10).

29-Etre saint, ne pas aimer sa vie jusqu'à craindre la mort, accepter être décapité à cause du témoignage de Jésus et à cause de la parole de Dieu, et ne pas adorer la bête ni son image, et ne pas recevoir la marque sur son front et sur sa main. Afin d'être heureux d'avoir part à la première résurrection, Anéantir sur nous le pouvoir de La seconde mort, être sacrificateur de Dieu et de Christ, et régner avec lui pendant mille ans. (Apocalypse 20 verset 1 à 6).

30-Etre jugé selon ses œuvres et être jeté dans l'étang de feu qui est la seconde mort si le nom n'est écrit dans le livre de vie (Apocalypse 20 verset 12 à 15).

31-Habiter avec Dieu, et être son peuple, et Dieu lui-même sera avec nous. Il essuiera toute larme de nos yeux, et la mort ne sera plus, et il n'y aura plus ni deuil, ni cri, ni douleur, car les premières choses ont disparu (Apocalypse 21 verset 1 à 5).

32-Avoir soif et recevoir de la source de l'eau de la vie, gratuitement. Vaincre et hériter ces choses; être son fils et lui mon Dieu (Apocalypse 21 verset 6 à 7).

33-Etre lâches, incrédules, abominables, meurtriers, impudiques, enchanteurs, idolâtres, menteurs, et avoir sa part dans l'étang ardent de feu et de soufre, ce qui est la seconde mort (Apocalypse 21 verset 8).

34-Ne pas se souiller, ni se livrer à l'abomination et au mensonge; avoir son nom écrit dans le livre de vie de l'agneau pour entrer dans la nouvelle Jérusalem (Apocalypse 21 verset 27).

35- Servir Dieu et l'agneau dans la ville sainte; en voyant sa face et ayant son nom sur le front. Il n'y aura plus de nuit; et plus besoin ni de lampe ni de lumière, parce que le Seigneur Dieu nous éclairera. Et régner aux siècles des siècles (Apocalypse 22 verset 3 à 4).

36-Garder les paroles de la prophétie de ce livre et être heureux (Apocalypse 22 verset 7).

37-Me garder d'adorer les anges compagnons de service, de nos frères les prophètes, et de ceux qui gardent les paroles de ce livre. Adorer Dieu (Apocalypse 22 verset 8 à 9).

38- Ne pas sceller les paroles de la prophétie de ce livre. Car le temps est proche (Apocalypse 22 verset 10).

39-Etre encore plus injuste pour celui qui est injuste, se souiller encore davantage pour celui qui est souillé; et que le juste pratique encore la justice, et que celui qui est saint se sanctifie encore (Apocalypse 22 verset 11).

40- Laver sa robes, afin d'être heureux d'avoir droit à l'arbre de vie, et d'entrer par les portes dans la ville! Dehors les chiens, les enchanteurs, les impudiques, les meurtriers, les idolâtres, et quiconque aime et pratique le mensonge! (Apocalypse 22 verset 14 à 15).

41-Répondre à l'appel de l'Esprit et l'épouse en disant: Viens. Avoir soif et venir prendre de l'eau de la vie, pour rien (Apocalypse 22 verset 17).

42-Entendre les paroles de la prophétie de ce livre et ne rien y ajouter afin d'éviter que Dieu nous frappe des fléaux décrits dans ce livre (Apocalypse 22 verset 18).

43- Ne pas retrancher quelque chose des paroles du livre de cette prophétie, afin que Dieu ne retranche notre part de l'arbre de la vie et de la ville sainte, décrits dans ce livre (Apocalypse 22 verset 19).

44- Attester ces choses en disant: Oui, il vient bientôt. Amen! Viens, Seigneur Jésus! (Apocalypse 22 verset 20).

Que la grâce du Seigneur Jésus soit avec tous! (Apocalypse 22 verset 21)

Voilà donc, par la grâce du Seigneur, exposées les prescriptions du Maître, du seul et véritable Maître, Jésus-Christ. Dans les lignes qui suivent, nous poursuivrons avec l'exposé sur les disciples de Christ-Jésus.

III-LES DISCIPLES DE JESUS-CHRIST

Les prescriptions du Maitre ne sont pas adressées à tout le monde mais Seulement à ses disciples. Car il dit clairement : « Allez, faites de toutes les nations des disciples, les baptisant au nom du Père, du Fils et du Saint-Esprit, et enseignez-leur à observer tout ce que je vous ai prescrit. Et voici, je suis avec vous tous les jours, jusqu'à la fin du monde ». Faire de toutes les nations des disciples, les baptiser et c'est à eux les disciples que l'on doit apprendre à observer les prescriptions de Jésus-Christ.

1-Un disciple de Jésus-Christ qu'est-ce que c'est ?

Un disciple de Christ, c'est un élève qui ne peut être plus que le Maitre, mais s'accomplit chaque jour dans la discipline de son Seigneur pour être comme lui (Luc6 verset 40).

Etat du disciple

Lorsque nous lisons Matthieu 5 verset 3 à 12, Jésus prononce neuf fois le mot heureux pour exprimer l'état de ses disciples qu'il déclare être tous heureux. Quel sens le maître donne ici à heureux ? Est-ce pour dire que ses disciples vivent dans le bonheur et sont satisfaits par la vie, comme le disent aussi ceux, qui prêchent « l'évangile de prospérité » pour qui le chrétien ne peut pas être pauvre, mais doit être riche financièrement et matériellement et vivre dans l'opulence et dans une entière satisfaction de la vie dans le siècle présent, l'argent répondant à tout avec château, voiture dernier cri, jet privé et voyage à travers le monde… ?

Un rapide coup d'œil sur la description que Jésus fait lui-même montre que cette conception lui est étrangère et qu'il a voulu dire par ce mot que ses disciples bénéficient de l'influence favorable de la grâce divine et sont optimistes.

Par contre dans Luc 6 verset 24 à 26 Jésus prononce quatre fois le mot malheur pour exprimer l'état de ceux que le monde et les partisans de « l'évangile de prospérité » déclarent heureux mettant ainsi une nette différence entre la conception divine et la conception humaine de choses et par là interpelle tous ceux qui se disent chrétien à revoir la manière dont ils ont toujours conçu les termes heureux, bonheur, malheur et se repentir de cette profonde confusion.

Voici comment le Maitre décrit lui-même ses disciples :

-Ils sont pauvres en esprit ou simplement pauvre (Matthieu 5 verset 3 ; Luc 6 verset 20) ;
-Ils sont affligés, pleurent et ont faim maintenant (Matthieu 5 verset 4 ; Luc 6 verset 21) ;
-Ils sont débonnaires (Matthieu 5 verset 5) ;
-Ils ont faim et soif de la justice et seront rassasiés (Matthieu 5 verset 6) ;
-Ils sont miséricordieux et obtiendront miséricorde (Matthieu 5 verset 7) ;
-Ils ont le cœur pur (Matthieu 5 verset 8 ; Marc 7 verset 18 à 23 ; Matthieu15 verset 16 à 20) ;
-Ils sont des vecteurs de paix et seront appelés fils de Dieu (Matthieu 5 verset 9) ;
-Ils sont persécutés à cause de la justice (Matthieu 5 verset10) ;
-Ils subissent des maltraitances à cause de Jésus et
-ils se réjouissent et sont dans l'allégresse (Matthieu 5 verset 11 à 12 ; Luc 6 verset 22) ;
-Jésus n'est jamais pour eux une occasion de chuter (Matthieu 11 verset 6) ;
-Ils ont des yeux qui voient et des oreilles qui entendent (Matthieu 13 verset16) ;
-Ils reçoivent des révélations du Père céleste (Matthieu 16 verset 17) ;
-Ils veillent et sont fidèles au service (Matthieu 24 verset 46 ; Luc 12 verset 37 à 38) ;
-Ils écoutent la parole de Dieu et la gardent (Luc 11verset 27 à 28 ; Jean13 verset 17) ;
-Ils invitent à leur festin les pauvres et les handicapés. (Luc 14 verset 13 à 14).
-Ils croient sans avoir vu (Jean 20 verset 29).
-Ils lisent, entendent, les prophéties et les gardent (Apocalypse 1 verset 1 à 3 Apocalypse 22 verset 7).

On entend souvent dire dans certaines dénominations : aujourd'hui est ton jour de bénédiction, tu es heureux car tu seras riche, tu auras ton visa, tu vas voyager, tu auras des villas, des voitures, tu vas te marier, tu auras des enfants et des bateaux et même ton jet privé. Pour eux posséder et réaliser ces choses montre que tu es vraiment un chrétien. Là encore le Maître par la description qu'il fait lui-même de son disciple fait voir dans quelle confusion, ceux-ci se trouvent et interpelle à une repentance et une conversion sincères.

Les hommes du siècle présent décrivent le malheureux comme étant une personne pauvre, triste, déçue, défavorisée par le destin, dont le sort inspire la pitié et le mépris. Mais voici de quelle façon surprenante Jésus décrit les malheureux :
-Ils sont riches et ont leur consolation (Luc 6 verset 24) ;
-Ils sont rassasiés (Luc 6 verset 25) ;
-Ils rient maintenant (Luc 6 verset25) ;
-Tous les hommes disent du bien d'eux (Luc 6 verset 26).

Cette description du Maître s'oppose à celle du présent siècle. Ceci est tout à fait normal. Car le siècle présent est sous la puissance de Satan (première épître Jean 5 verset 19) et il n'y a jamais eu d'accord entre Jésus et Satan, entre Christ et Bélial. Mais curieusement on retrouve aussi cette façon de décrire le malheureux dans les dominations. Pour s'en convaincre nous n'avons qu'à constater ce qui s'y passe : les riches sont très honorés, bien considérés, écoutés et facilement élevés à des postes de responsabilité à cause de leur argent et leur position sociale. Alors que les pauvres sont ignorés, méprisés, parfois humiliés, étouffés, sans voie et oubliés parce qu'ils sont démunies.

2 - Identité des disciples de Jésus-Christ

Voici comment le maître identifie lui-même ses disciples :
-Ils sont le sel de la terre, un sel qui conserve toujours sa saveur (Matthieu 5 verset *13 ; Luc14* verset *35 à 36) ;*
-Ils sont la lumière du monde et ne peuvent être cachés, mais leur lumière brille toujours devant les hommes qui voient leurs bonnes œuvres et glorifient le Père céleste ; (Matthieu 5 verset 14 à 16).

Cette identification du Maître contraste net avec celle des dénominations qui pour identifier leur membre, disposent des registres d'église ou le nom du membre doit être inscrit, un certificat de baptême, une carte de fidélité, une carte de membre, une carte de communion tenue à jour par diverses offrandes parfois obligatoires, des uniformes, des tenues particulières pour certains membre à part, des grades de distinction pour des groupes particuliers, des toges, des robes particulières pour les leaders et dirigeants avec franges, insignes ... etc.

Cette méthode d'identification ressemble curieusement à celui du monde. Le constat est vraiment alarmant. Car ce qu'on appelle aujourd'hui « église » avec toutes les reformes entreprises, au lieu de revenir à Christ est plutôt retourné dans le monde pour le copier alors que c'est Christ qui est le divin modèle.

D'où une interpellation forte du Maître à ses brebis dispersées dans ses dénominations à se repentir, se convertir, retourner dans le troupeau de Dieu et suivre le bon berger qui a donné sa vie.

3 - Condition pour être disciple du Maitre Jésus-Christ.

Voici les conditions exprimées par le Maître pour être son disciple :
Préférer et élever Jésus-Christ au-dessus de tout (Luc 14 verset 25 à 26) ;
Porter chaque jour sa croix et le suivre (Luc 14 verset 27) ;
Avant de s'engager s'assurer qu'on ira jusqu'au bout et qu'on sera vainqueur (Luc 14 verset 28 à 32) ;
Renoncer à tout ce que l'on possède et à soi-même (Luc 14 verset 33 ; Marc 8 verset 34, Philippiens 3 verset 7 à 8) ;
Avoir de l'amour les uns pour les autres (Jean13 verset 34 à 35), (première épître de Jean 4 verset 20 à 21, première épître Jean 3 verset 10 à 14, première épître Jean 2 verset15 à 16) ;
Croire au maître, demeurer dans sa parole, connaître la vérité et être libéré de l'esclavage du péché (Jean 8 verset 30 à 36) ; (Jean15 verset 5 à 6, Jacques 1 verset 25, première épître Jean 2 verset 24, première épître Jean 2 verset 6, Jean 6 verset 66 à 69) ;
-Porter beaucoup de fruit pour que le nom du Père soit glorifié (Jean15 verset 7 à 8), (Galates 5 verset 22 à 25, Romains 6 verset 22, première épître Jean 2 verset 14).
Le disciple n'est pas plus grand que le maitre mais est appelé à s'accomplir pour devenir comme son maitre (Luc 6 verset 40 ; Matthieu 10 verset 24 à 25 ; Jean13 verset 16 ; Jean15 verset 20).

En écoutant le Maître on se rend très vite compte que la situation est bien grave en rapport avec ce qui se passe dans les dénominations. Au lieu de préférer le Christ, c'est l'exaltation du moi, la course au positionnement et au pouvoir par tous les moyens, avec recours aux marabouts, magiciens, aux sirènes des eaux, aux bagues, chaînes magiques et eau, sel, huiles d'onction bénis, et au diable même. Au lieu de l'élévation du nom de Christ, c'est l'élévation du nom de la dénomination ou de la vierge Marie, ou des saints, ou des anges, ou des archanges. Au lieu du sacrifice de soi-même à Dieu c'est plutôt le sacrifice des âmes dans des rituels sataniques. Au lieu de la croix c'est la voie de la facilité, les raccourcis et les compromissions. Au lieu de la fidélité c'est la trahison, la lâcheté, les démissions et même des suicides. Au lieu du renoncement c'est la cupidité, la course effrénée à la richesse, à l'opulence et au lux. Au lieu de l'amour c'est la haine et la jalousie ; au lieu de la croyance, c'est le raisonnement. Au lieu de la connaissance qui libère du péché c'est plutôt une connaissance qui renforce les liens du péché. Au lieu de porter de fruits pour la gloire du Père, ils en portent pour la gloire du diable. Au lieu de s'accomplir pour être comme Jésus-Christ, ils s'accomplissent plutôt pour être comme Satan. D'où ce vibrant appel du Seigneur « C'est pourquoi, Sortez du milieu d'eux, Et séparez-vous, dit le Seigneur; Ne touchez pas à ce qui est impur, Et je vous accueillerai. » (2Corinthiens 6 verset 17).

4 - Noms donnés aux disciples de Jésus-Christ.

Nous en avons recensé sept noms

1-Frères: Le Maitre le premier a dit à ses disciples vous êtes tous frères et en plus qu'ils sont ses frères. Ainsi les disciples s'appellent frères. (Matthieu 23 verset 8 ; Jean 20 verset 17 ; Actes 15 verset 23 ; 2Corinthiens 1 verset1).

2- Chrétiens : Ce fut à Antioche que, pour la première fois, les disciples furent appelés chrétiens (Actes 11 verset 26). Le disciple de Jésus-Christ ne doit pas avoir honte de porter ni même de souffrir à cause de ce nom. Car c'est un beau nom qui glorifie Dieu et il doit en être fière (1Pierre 4 verset 16 ; Jacques 2 verset 5 à 7).

3-Saints en Jésus-Christ : l'apôtre Paul les appelle les saints (Philippiens 1 verset 1 ; 2Corinthiens 1 verset1).

4-Fidèles frères en Christ (1Timothée 6 verset 2 ; Colossiens 1 verset 2).

5-élus de Dieu (Colossiens 3 verset12).

6-bien-aimés (1Timothée 6 verset 2 ; Romains 1 verset 7).

7-Enfants de Dieu (première épître Jean 3 verset 1).

Au lieu de porter fièrement ces noms si beau et qui plus glorifient le Père, ils les ont méprisés et souillés en associant ces noms bénis au nom de leur dénomination (chrétien + ceci ou cela) défiant ainsi Jésus en lui montrant qu'ils été devenus plus sages que lui en habillant ainsi ce nom béni.

Mais hélas, où les a conduit cette sagesse ? À la division, aux rivalités à la haine, aux conflits et aux exclusions. Avec un désastre pareil peut-on vraiment parler de sagesse ? N'est-ce pas plutôt de la vraie folie de leur part ? Comme Dieu l'a dit : « ... Dieu n'a-t-il pas convaincu de folie la sagesse du monde? » (1Corinthiens 1 verset 20). Oui brebis du Seigneur c'est bien de la vraie folie, dans laquelle vous avez été emballées. Entendez et reconnaissez maintenant la voix du bon Berger qui a donné sa vie pour vous. Et sortez vite de cette folie avant qu'il ne soit trop tard. Comme il est dit dans sa parole : « Dieu fixe de nouveau un jour aujourd'hui en disant : ... Aujourd'hui, si vous entendez sa voix, N'endurcissez pas vos cœurs. » Hébreux 4 verset 7.

Conclusion :

La maladie des siècles est bien réelle avec des symptômes que nous avons tous manifestés et que presque tous manifestent encore aujourd'hui. Avec de terribles conséquences qui nous accablent chaque jour d'avantage. Initiée par le chérubin rebelle dans le ciel, elle a, par le serpent ancien, atteint le premier couple humain sur la terre et a sévi siècle après siècle jusqu'au siècle présent, d'où son nom « maladie des siècles ». Elle se contracte en rejetant la parole et la vie divines comme Adam et Caïn, pour épouser la doctrine, la parole et la vie humaine et satanique. Elle n'est pas inguérissable comme plusieurs le croient. Jésus-Christ est le premier homme qui a pu triompher de cette maladie, le seul qui a trouvé et mis à la disposition de l'humanité l'antidote. Guérir la maladie des siècles, c'est détruire l'image du diable en reproduisant l'image de Dieu révélée en Jésus homme et consiste à remplacer la vie humaine et satanique (mauvaise vie, vie de péché), par la vie divine (bonne vie, saine, pure et juste) exprimée dans les paroles que Jésus-Christ a prescrites, manifestées et rendues visibles par son propre modèle de vie. Cette vie antidote étant contenue dans les paroles du Maître Jésus, c'est pourquoi il a ordonné à ses disciples d'apprendre aux néophytes à observer tout ce qu'il a prescrit. Ayant donc recensé et exposé tout ce que le Maitre a prescrit, ses élèves, par la foi, doivent déterminer leurs âmes à l'épouser, à l'aimer et leurs corps à se soumettre et à obéir à ses prescriptions afin de guérir. Enfin le traitement n'est destiné qu'aux disciples de Christ qui sont ses élèves portant des noms bien définis dans la bible tel que chrétien débarrassé de tous les noms des dénominations qu'on lui associe souvent. Identifiés comme sel et lumière de la terre, ils remplissent toutes les conditions données par le Maitre et s'accomplissent chaque jour pour devenir comme lui.

Que la grâce et la paix de Jésus-Christ et l'amour du Père se répandent sur tous les saints, les biens aimés, les fidèles frères, les chrétiens dispersés à travers le monde entier.

Amen !

De la part de Christ à travers sa révélation au bien aimé frère Dieudonné Dieunedort Tintcheu.
Cel. 674044579 / 691 50 90 42. (Achevé le 14 Novembre 2018).

SOMMAIRE

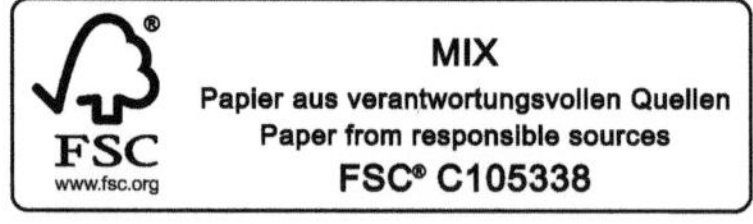

Printed by Books on Demand GmbH, Norderstedt / Germany